「身体拘束最小化」

を実現した松沢病院の
方法とプロセスを全公開

東京都立松沢病院　編集

医学書院

「身体拘束最小化」を実現した松沢病院の
方法とプロセスを全公開

発　行　2020 年 11 月 15 日　第 1 版第 1 刷©
　　　　2024 年 6 月 1 日　第 1 版第 3 刷
編　集　東京都立松沢病院
発行者　株式会社　医学書院
　　　　代表取締役　金原　俊
　　　　〒113-8719　東京都文京区本郷 1-28-23
　　　　電話　03-3817-5600(社内案内)
印刷・製本　アイワード

松沢病院の変遷を、世に公開することの意義

2012年以降、松沢病院は身体拘束削減、隔離室使用の短縮に努めてきた。現場におけるそのプロセスは、本書の中に詳しく述べられている。私は、病院の管理者として考えたこと、行ったことについて述べることにする。

麻痺していた倫理観を覚醒させる

精神科病棟における患者の意思に反した隔離・拘束は、患者自身を守るため、患者の暴力から職員の身を守るため、あるいは離院等の事故を防ぐために行われる。したがって、行動制限の大部分は「治療者側の論理」で正当化される。しかしこれを患者の側から見たらどうだろう。あらゆる行動制限は、その意味を理解しない患者にとって、極めて不合理な心的外傷に他ならない。

精神保健福祉法による行動制限の手続きは、患者の人権を守るための規定と考えられている。しかし一方で、正しい手続きを踏んでいるということ、定時の観察記録を診療録に残しているということが、行動制限をする側が本来感じるべきためらいを薄め、私たちの倫理観を麻痺させている。

松沢病院の行動制限最小化は、麻痺していた私たちの倫理観を覚醒させ、1人の人として患者を遇するという精神医療の基本中の基本を思い出させるもの、そして患者を傷つけない精神医療の実践を目指すものであった。

患者中心の精神科医療へ

2012年、広い敷地に点在していた20あまりの病棟のほとんどを新しいビルに集約し、松沢病院は現代的な病院に生まれ変わった。そしてこの年に開始した

行動制限最小化の動きは、2013年度の目標《民間病院の依頼を断らない》と、2014年度の目標《患者に選ばれる病院になる》と一体となって、患者中心の精神医療を推進することとなった。

《民間病院の依頼を断らない》という目標は、入院患者を増やして病院の収支を改善しようというものではない。松沢病院は極めて高コストな病院であり、その赤字はすべて公費で補填されている。この状況を正当化するためには、一般納税者を含むすべてのステークホルダー（利害関係者）を納得させるだけの精神医療を展開しなければならない。収支に合わない手間のかかる患者は松沢が引き受ける、という方針を徹底すれば、税金を使う大義にもなるし、民間病院の負担軽減を通じて精神医療全般の治療の質の向上にも資する。

《患者に選ばれる病院をつくる》という目標は、患者自らが治療を受けようと思う病院になるということである。過去には強制的な治療により入院治療が患者のトラウマ体験となり、そのために具合が悪くなってもそれを隠し、病院に行かないようにし、最悪の状態になってから入院するという現象が起きていた。行動制限の最小化により入院治療が患者のトラウマにならなければ、具合が悪くなった時、患者が自ら治療を求めて来院するようになり、予後改善にもつながる。そして強制的な治療を強いる必要性は劇的に小さくなる。

病院経営者として
コミットしたこと

行動制限最小化の推進と並行して、私は次の3点について環境整備を進めた。

❶事故のリスクを管理する

行動制限をする動機の1つが事故防止である。

事故を過度に恐れては前に進めないが、いったん大きな事故が起これば、長年積み重ねた努力が一朝にして水泡に帰す。事故は必ず起こるという前提で、その被害を最小にする努力をしなければならない。

最初に手をつけたのは、「インシデントアクシデント報告（以下IAレポート）の実効性の向上」である。2012年度以前、松沢病院のIAレポートのインシデントの数は不自然に少なかった。アクシデントについては隠しようがないからほぼ正確だと言ってよい。ところが軽度のインシデントは報告されなければ確認のしようがない。幸い同じ時期に電子カルテが導入され、IAレポートの報告がたやすくなった。小さなインシデントであればごくごく簡単な報告でよい、法令違反

や重大な怠慢がない限り報告者の責任を問わない、という方針を徹底することによって、軽微なインシデントの報告数が増えていった。

この作業と並行して行われたのが、看護部を中心とした「リスクマネジメント機能の強化」である。専従リスクマネジャーに求められる役目は、事故が起こった時に張り切って調査に入り、責任を追及することではない。何もない時にIAレポートを集め、分析し、大きな事故の兆しを察知し、それを避けることである。事故は必ず起こる。事故の責任は、当事者だけでなくそれを防げなかったリスクマネジャーのものである。そうして最後は、看護部長、病院長が責任を負う覚悟を示すことが、職場の安心を高める。

❷自分たちの仕事を評価される機会を積極的につくる

精神科病院の病棟は閉鎖的な空間である。社会的な常識が通用しないこともある。働く私たちは、しばしばその特殊性を忘れてしまう。厳しい評価は耳に届きにくい。自分たちの仕事に対する評価は、私たち自身が積極的に求めなければならない。

この時手をつけたのは、都立病院全体で行われていた「退院患者・家族アンケートの分析」である。毎月松沢病院で行われるアンケートの回収率は30%前後で、しかも患者が自分で記入したものと、家族が記入したものとが区別なく集計されていた。非自発的な入院を強いられた患者と、処遇に困って病院に助けを求めた家族とでは、入院に対する評価が正反対になることもある。異質なデータを平均してしまっては、全く無意味である。

そこで患者と家族のアンケートを区別し、退院時に看護師から記入を促して回収率を高めた。さらに患者のアンケートに隔離・拘束の有無を尋ねる設問を追加し、ありと答えた患者には自由記載で感想を求めた。拘束された患者の自由記載コメントは、拘束削減を推進する際に大きな力になった。

同時に、都庁により隔年実施されていた、全入院患者に対するone day 調査と、外来患者全員に対する1週間にわたるアンケートを毎年行うことにした（まもなく、他の都立病院も隔年実施を毎年実施に変更した）。

続いて、「面会に来られた家族を可能な限り病棟内に導く」、また「院外からの研修、見学等を積極的に受け入れる」という方針を立てた。これによって、職員の日常の仕事ぶりが他人の目に触れるようになり、私たちの仕事の緊張が増すと同時に批判を受けることが容易になる。そして家族や第三者の目が入れば、看護労力の絶対的な不足という日本の精神医療の実情を知ってもらうこともできる。こうした相互理解は、事故の際の訴訟リスクを下げる。

2013年度からは、「第三者評価制度を導入」した。看護、精神医療、その他（弁護士、ジャーナリスト、その他の学識経験者等）からなるチームが病棟に入り、レポートを作成する。レポートは当該病棟に回され、病棟で対応を考える。年度末に第三者評価委員、病院幹部、当該病棟スタッフが集まってディスカッションを行う。弁護士、ジャーナリストなどの意見は、しばしば臨床現場の常識とはかけ離れていることもあるが、専門家が忘れていた視点を提示されて目を開かれることも稀ではない。

　この他、学会発表、論文、講演、ホームページ、その他のメディアを通じて「病院が情報を発信する」ことにも努めてきた。これによって臨床の質が向上し、同時に閉鎖的な精神科病棟の日常が明らかになる。過大な期待、精神医療に対する根拠のない蔑視、偏見は、いずれも事故後の訴訟リスクを拡大する。

❸患者の声を聴く工夫

　退院患者、在院患者アンケートの自由記載欄を読むことは、隔離・拘束の削減に大きな力があった。

　例えば薬物の急性中毒で入院した青年は、身体拘束について、「目が覚めたらベッドに拘束されて身動きできなかった。おしっこをしたいと言ったら、オムツをつけてあるからそこでしても大丈夫だと看護師が言って相手にしてくれなかった。オムツをつけられたことも縛られたことも覚えていなかったが、興奮している間に裸にされて縛られたのだろう思うと身が震えた。こんな屈辱感は味わったことがない」と記した。隔離や拘束に関与する医師、看護師がこうした記載を通じて患者の声を直接聞くことは重要である。

　この他、患者とのコミュニケーションを深めるため、「診察室やナースステーションから出よ」「拘束した患者のそばに座って患者の罵声を聴け」という目標を掲げた。些細なことでも、患者からの問いかけには、看護ステーションを出て向き合って話そうという意味である。ナースステーションのモニターを通じて隔離室で拘束されている患者を観察し、マイクで患者に話しかけていては、患者の痛みがわからない。

　拘束された患者のそばにいて、罵声を浴び、つばを吐きかけられなければ拘束された人の気持ちはわからない。興奮する患者を多人数で押さえ込み、拘束して薬で鎮静するというプロセスに、ふと、これでよかったのだろうかと心によぎる不安や揺らぎが、私たちの臨床を強いものにする。

呉秀三と松沢の 100 年

　今からちょうど 100 年前、第 5 代の松沢病院長だった呉秀三は、精神障害者への医療の必要性とその人道的処遇を説いた。拘束具の全廃を命じ、さらに隔離室の使用を制限すると同時に、看護職員の資質向上に努めた。

　100 年が経った今、どうなったか。精神障害者の隔離拘束という医療課題は、向精神薬も mECT もなかった当時と少しも変わっていない。それは、精神障害者を客観的に観察・評価しない、その心の中の主観的苦しみに十分な配慮をしないという精神医療の本質が変わっていないからではないか。

　私たちは、松沢病院の行動制限最小化の試みが、少しずつ精神科病院の治療構造に地殻変動を起こしつつあることを実感している。100 年後の精神医療従事者が、2019 年の松沢病院の努力を振り返り、「あれが今日につながっている」と思ってくれるような努力を続けなければならない。

東京都立松沢病院長　齋藤正彦

「身体拘束最小化」を実現した松沢病院の方法とプロセスを全公開
目次

contents

1章

日本の身体拘束の現状と、松沢病院の改革

2章

松沢病院が
身体拘束最小化を実現した
25 の方法

3章

こんな工夫と考え方で
身体拘束を外せた
15の事例

装丁●加藤陽子（オフィスキントン）
取り組み裏話 写真撮影●安部俊太郎
イラストレーション●はしのちづこ

1章

日本の身体拘束の現状と、
松沢病院の改革

まずは身体拘束をめぐる現状を見つめてみましょう。
身体拘束は精神科に限らず、
どの科においても問題であり続けています。
各病院で行動制限最小化委員会が稼働していますが、
それでも身体拘束数は減る傾向が見られません。
そこにはどんな理由があるのでしょう。

一方、過去には身体拘束が大変多かった松沢病院でしたが、
2012 年からの改革以降、
身体拘束最小化に向かって一歩一歩進んできました。
どれくらい行動制限が減ったのか、
その数値の変遷を紹介します。

そもそも身体拘束の定義に グレーゾーンがあるために 生じている問題があります

身体拘束は増えている!?

　身体拘束は2014年度に1万682人と、過去最高になりました※。2015年には参議院の厚生労働委員会で初めて身体拘束の急増問題が取り上げられました。そして2017年にニュージーランド人男性（措置入院）が身体拘束中に急変し、その後死亡したことが報道された際には国際的にも注目され、その頃から新聞やテレビなどでも身体拘束の問題が取り上げられるようになりました。医療・看護系の学会や研修会でも身体拘束に関する話題が多く取り上げられ、どうしたら減らすことができるのかに関心が寄せられています。

　身体拘束は精神科だけの問題ではありません。金沢大学附属病院（急性期の大学病院）が精神科病棟を含めた全病棟の身体抑制（拘束）をなくしたことを報告し、驚かれましたが、これは「身体管理のためなら身体拘束をするのは仕方がない」という考えを根底から覆すものでありました。

※厚生労働省による「精神保健福祉資料調査」による数値。この調査は毎年6月30日に行われることから、通称「630調査」と呼ばれている。

身体拘束をめぐる曖昧さ

　身体拘束はなぜ増加しているのでしょうか?　一説では、認知症患者の増加、患者の高齢化により身体管理の必要な患者が増加している……などの理由も取り上げられていますが、実際のところは明確になっていません。

　そのような状況の中、松沢病院（以下、当院）では身体拘束をしている患者さんは減少しています。なぜ減ったのかというお話をさせていただく前に、皆さんと一緒に考えたいことがあります。

　それは、「身体拘束」の定義をめぐる曖昧さについてです。

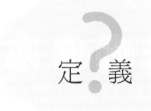

「身体拘束はしません」と標榜しているのに……

　これは、ある病院 (A病院) での出来事です。A病院は「当院は身体拘束はしません」と標榜しています。

　しかし、病院の中へ一歩入ってみると、次のような光景が目に入ってきました。

　ベッドで臥床している患者さんの腕には拘束帯が巻かれています。その患者さんには点滴、酸素投与がされています。経管栄養のための経鼻チューブが挿入されている患者さんの両手にはミトンが、車椅子に乗車している患者さんには車椅子ベルトが装着されています。

当院は
身体拘束は
しません

でも、実際に病棟の中に
一歩入ってみると…

　拘束帯や車椅子ベルト、ミトンを使用しているのに、「当院は身体拘束はしません」と標榜しているのです。一見矛盾しているかに見える出来事がなぜ実際に起こっているのでしょうか。

　行動制限の法的根拠は「精神保健福祉法第36条、第37条」(1988年) です。この第37条を受ける形で、「告示130号」(1988年) に身体拘束の基本的考え方、対象者、遵守事項等が定められています。

　各施設はそれらを基に臨床で運用していますが、"これは精神保健指定医 (以下、指定医) の指示が必要な行動制限なの？"と悩む事例が生じてきます。それに答えるために厚生省精神保健福祉課から2000年7月31日に出されたのが「精神保健福祉法改正に関する疑義照会に対する回答」でした (疑義照会とは、実際の運用に関する法解釈とされるものです)。そして次に示す3つは「指定医の指示が必要な行動制限とはしない」と回答されました。

❶ 車椅子移動の際の転落防止を目的とした安全ベルトによる固定
❷ 就寝時にベッドから転落を防止するための短時間の身体固定
❸ 身体疾患に対する治療行為としての一時的な点滴中の固定

「短時間、一時的」の意味も、「何が身体拘束か」も、その施設の解釈になっている

　先ほどの疑義照会の回答に「短時間」「一時的」という言葉が出てきますが、それがどれくらいの時間なのかについては明記されていません。行動制限に関する研修会に参加すると、「短時間、一時的とは具体的にはどれくらいの時間ですか？」という質問が上がりますが、それに対して「何分です」のようには回答できないのが現状です。

短時間
一時的　　　具体的な時間は示されていない

　隔離・身体拘束の話をする時に"グレーゾーン"という言葉を聞いたことはないでしょうか。隔離・身体拘束については、今述べたように白黒はっきりさせることができないグレーゾーンと呼ばれる部分があります。そこで疑義照会をどう解釈するかについては、各施設が運用を決める必要が生じてきます。

疑義　の解釈　→　その病院の倫理観

　例えば「身体拘束は短時間でもすべて指定医の指示を必要とする」「身体管理のための拘束は1時間までは指定医の指示を必要としない」「車椅子移動の際のベルトは安全ベルトとして指定医の指示は必要ないが、移動以外で使用する時は指定医の指示が必要」など、各施設が具体的な基準を設けることが必要です。

　ここで、最初に登場したA病院に戻ります。A病院では、身体管理目的の上肢拘束や移動目的の車椅子ベルトは、「指定医の指示が必要な身体拘束ではない」と解釈していると思われます。従って、「当院では身体拘束はしません」と言っているのは（行動制限台帳に記載する身体拘束はないという意味では）、矛盾しないことになります。

何が「身体拘束」？
自分の施設の基準を決めよう

「安全帯」も「安全ベルト」も、患者さんにとっては「拘束」です

　グレーゾーンについては、これまでも学会や研修会などでたびたび話題になりましたが、結論が出ないまま今日に至っています。

　また、指定医の指示が必要な場合は「拘束」、必要ない場合は「固定」と、言葉を使い分けている施設もあると聞きます。しかし、「拘束」「固定」「抑制」「安全帯」など、言葉は違いますが、実施していることは同じではないでしょうか？「拘束」よりは「安全帯」と言ったほうが患者さんに対する罪悪感が減り、ご家族への説明もしやすいかもしれません。身体管理のために必要な「固定」だから指定医の指示はなしでいい。車椅子での移動中の「安全ベルト」だから指定医の指示はなしでいい……。本当にさまざまな解釈ができます。つまり、指定医の指示なく患者さんの身体を制限する方法が存在するのが現実です。

　ここでもう一度立ち止まって考えてみてください。患者さんの身体を制限する言葉に自分たちの"都合のよい"解釈をつけていないでしょうか？　患者さんに対する不利益を"真摯に"受け止めているでしょうか？

言葉に
都合のよい
自分たちの解釈
をつけていませんか？

　指定医の指示が必要なものだけが身体拘束だとすると、指定医の指示が不必要であれば身体拘束ではないのでしょうか？　さらに言えば、指定医の指示が必要でなければ行動を制限してもよいのでしょうか？

　少し、極端な投げかけになったかもしれませんが、やはりそこを考えたいのです。なぜなら私たちが臨床でジレンマを感じている根底には、このような曖昧さがあるためだと思うからです。

自分の施設で身体拘束の基準を策定しよう

　グレーゾーンをめぐる曖昧さを少しでも解消していくために必要なことは、それぞれの施設がどう考えているのかを明確にすることです。施設の理念に基づき、何を身体拘束とするかを明確にし、身体拘束を実施するにあたっての基準を具体的に策定することが必要です。

病院の
理念は？

何を身体拘束と
定義するのか？

身体拘束に関する
基準は？

　その際、施設によって指定医の指示が必要か否かなど、判断が分かれる拘束があるかもしれません。施設によって理念や指定医の人数、看護配置などが違うのですから、当然そういったことが起こってきます。その時は、「指定医の指示が必要ないのだから、基準なし」ではなく、看護の基準としてでもいいですから、ある一定の基準を策定することが、患者さんを守ると同時に職員を守ることにもつながります。

　再度強調します。「拘束」「固定」「抑制」「安全帯」など、表現は違いますが、患者さんにとっては同じことなのです。「身体拘束最小化」とは、指定医の指示ありの拘束数を減らし、行動制限台帳に現れる数を減らすことではなく、患者さんにとっての最小化を目指すことなのです。

身体拘束最小化 とは…

患者さん
にとっての最小化
をめざすこと

松沢病院では
身体拘束をこのように定義しました

短時間でも指定医の指示が必要な身体拘束

当院では次の3点について、「短時間であっても」指定医の指示が必要な身体拘束である、と決めました。

3点とは、「**マグネット式拘束具**」「**ミトン**」「**車椅子ベルト**」です。

松沢病院では「短時間」であっても
これらは身体拘束であるとした

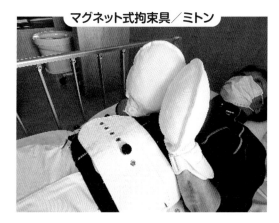

マグネット式拘束具／ミトン

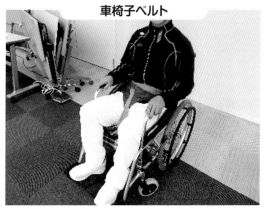

車椅子ベルト

そして前述の疑義照会が2000年に出された際、当院の行動制限最小化委員会は基準についての見直しと検討を行いました。その結果、疑義照会では「行動制限ではない」とされた先述の「①車椅子移動の際の安全ベルト」「②就寝時のベッドでの身体固定」「③点滴中の固定」についても、「患者さんにとっては行動制限である」とし、「松沢病院においてはこれらもすべて指定医の指示を必要とする」と決定しました。

当院での身体拘束の定義は表を参照してください。

【身体拘束の定義】※

　身体拘束とは、一時的に当該患者の身体を拘束しその運動を抑制する行動の制限をいう。この拘束用具には、マグネット式の拘束用具および車椅子安全ベルト、ミトンを含む。

　身体合併症のために必要な身体拘束などについても、当院の特性や、行動制限を必要最小限にするために、精神保健指定医の判断のもとに行うこととする。

※松沢病院行動制限基準より

最小化は 1 つのステップにすぎない。
本当の目的は「患者さんの幸福」

　「身体拘束」に関する昨今の状況、とりわけマスメディアで取り上げられる内容は「身体拘束＝悪」と捉えられるような風潮がありますが、本当にそうなのでしょうか。

　当院でも最小化を目指して進んできた過程の中では、「身体拘束＝悪」といった声が聞かれることもありました。しかし、最小化を目指していく中で気づいたのは、「身体拘束最小化」は目的ではなく、患者さん 1 人 1 人の人生に寄り添った治療目的を達成するための 1 つのステップだということです。ですから当院では、現在でも、治療目的を達成するために必要だと判断した「身体拘束」は、基準に則って慎重に実施されています。

　「身体拘束ゼロ」を目指していく気持ちは大切です。しかし、「ゼロ」が目的となってはいけないと考えています。本当の「目的」は「患者さんの幸福」です。私たち医療者は、患者さん 1 人 1 人の人生に寄り添いながら「身体拘束」について考えていく必要があります。

過酷な条件下でも
身体拘束最小化はできることを示していく。
それが松沢の使命

身体的な治療、緊急度の高い患者が多く入院します

ここで当院の概要と病棟構成について改めて紹介します（図1、2）。

2012年に新棟へ移転した時期から本格的に身体拘束最小化への舵を取り、一歩一歩進んできました。

2013年度には「民間医療機関からの要請を断らない」という活動目標を掲げ、都内の精神科病院における処遇困難患者や身体合併症患者などの引き受けを迅速に行うよう努めてきました。身体合併症医療には特に注力し、精神科病院からの依頼だけでなく、三次救急病院の自殺企図後の患者の受け入れも積極的に行ってきました。入院形態の特徴としては、非自発的入院が59.7％、特に夜間休日の緊急措置入院が8.6％を占めています（2019年度）。

そのような、身体的な治療も多く、緊急度も高い患者が多く入院する状況の中で、私たちは身体拘束最小化に取り組んできました。

図1　東京都立松沢病院の概要と外観

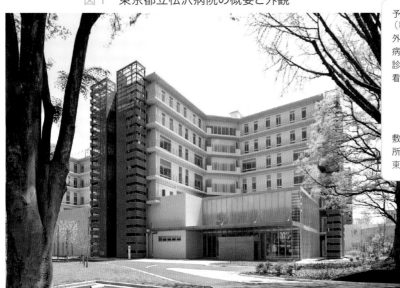

予算定床：898床
（精神科808床、一般90床）
外来規模：450人
病棟数：23病棟
診療科：16科
看護師数：約500人
　　リソースナース（19名）：
　　精神看護専門看護師5名、
　　認定看護師7名、
　　精神科認定看護師7名
敷地面積：19万2558.47㎡
所在地：〒156-0057
東京都世田谷区上北沢2-1-1

（2020年3月現在）

2012年に新棟移転

図 2　病棟構成　（2020 年 3 月現在）

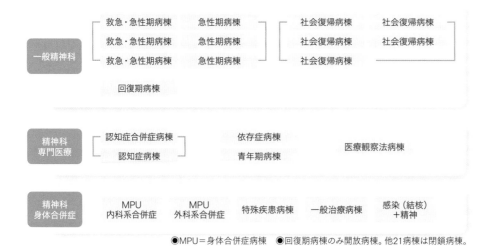

●MPU＝身体合併症病棟　●回復期病棟のみ開放病棟。他21病棟は閉鎖病棟。

身体拘束数の変遷

　図 3 は、当院全体で 1 日平均何人の患者さんにマグネット式拘束具、車椅子ベルト、ミトンが実施されていたか、2011 年からの推移をグラフにしたものです。

マグネット式拘束具──2011 年度は 1 日 132 人に実施していました。2019 年度は 20.5 人となり、84％減となりました。

車椅子ベルト──2011 年度の 1 日 79 人が、2016 年度には 0.7 人と、99％減となり、2016 年 12 月以降はゼロとなっています。

ミトン──2011 年度の 1 日 48 人が、2019 年度には 4.4 人と、91％減となりました。

図 3　2011〜2019 年度の身体拘束数（1 日当たりの平均人数）推移（年間平均）

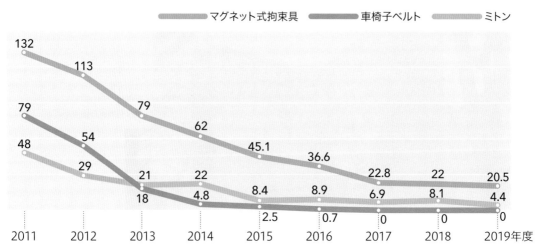

マグネット式拘束具で比較。各病棟群の数値の変遷

急性期病棟群——2011年度は1日13人に行っていましたが、2019年度は1.6人まで減少しています。減少率は88%です。

　急性期で拘束を減らすことができた一番の要因は、「治療開始時に身体拘束はしない」という治療方針が定着したことです。また、患者さんの個別性に応じたケアを看護師の「マンパワー」を活かして行うことや、「CVPPP（包括的暴力防止プログラム）」の知識・技術の向上による暴力防止も、要因としてあげられます。

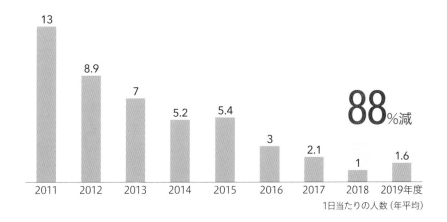

1日当たりの人数（年平均）

慢性期病棟群——2011年度の45.3人が2019年度は0.5人、減少率は99%です。

　慢性期病棟は長期入院の方が多いことが特徴です。長い入院期間中に、スタッフはさまざまな解除の取り組みをしてきたのですが、それにもかかわらず拘束が長期化してしまっている例も多くあります。そして長期化していくうちにスタッフと患者さんの関係性が膠着状態となっています。膠着状態を打開していくため

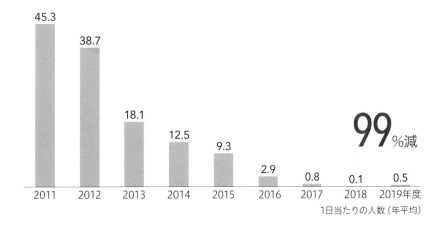

1日当たりの人数（年平均）

には、「患者の過去にとらわれない」「まずは解除してみる決断力」が求められます。さらに精神面、身体面を含めた総合的なアセスメント力が求められます。

身体合併症病棟群——生命維持のためにさまざまな処置がなされ、拘束理由のほとんどが身体管理です。そんな中でも、スタッフの努力によりマグネット式拘束具は 2011 年度の 56.3 人から 2019 年度は 17.4 人へと減り、削減率は 69％です。

　削減できた理由として、「ルート類の必要性の的確な判断」「早期のリハビリ」「術前から術後を見越したかかわり」「患者さんの QOL を考えた治療・看護」などがあげられます。

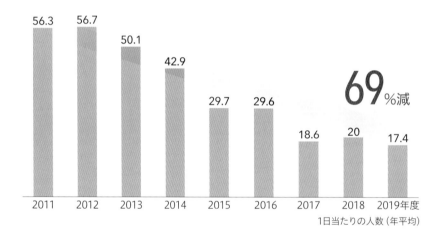

1日当たりの人数（年平均）

認知症病棟群——2011 年度の 15.7 人が 2019 年度は 1.1 人、削減率 93％です。拘束率が高かったこの病棟で、どのように最小化を成功させたのかは次に紹介します。

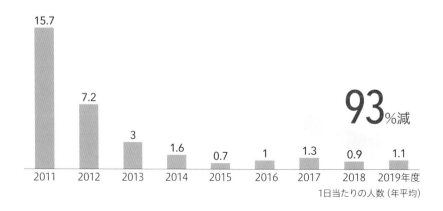

1日当たりの人数（年平均）

はじめの一歩。認知症病棟では何をしたのか

当院が 2012 年に新棟へ移転後に、最初に身体拘束最小化の取り組みを強化したのが認知症病棟群であり、モデルケースとなった病棟です。認知症病棟群は院内でも拘束率の高い病棟でした。ここで最小化を成功させたことがきっかけとなり、その後院全体に最小化が広がっていったのです。

「身体拘束をしない」同意書の導入

身体拘束をしないためには、家族の協力も必要です。そこで、認知症病棟では家族へ説明し、同意を得るための同意書を独自に作成しました (資料)。

現在、他の多くの病院では、入院時に拘束に関する同意書をご家族からいただいていると思います。通常は、「○○の理由で拘束をする可能性があります」という内容ではないでしょうか。

当院では逆です。「拘束は行わない」という内容の同意書を交わします。これは同意書にサインをいただいて病院の責任を回避するのが目的ではありません。同意書を説明する過程で、医師から患者さんの個別性に合わせた説明を詳しく行うことで、ご家族に納得していただいたうえで、「拘束をしない」ことに同意を得るためのツールです。

受け持ちを持たない「ホール番」を置く

認知症病棟で身体拘束を最小化できた理由の 2 つ目は、「ホール番制度を導入」したことです。認知症病棟には転倒・転落リスクの高い患者さんが多くいますが、日中はなるべくホールで過ごしていただき、少しでも刺激を与えたいと考えています。

そこでホールだけを担当する人を置くようにしました。ホール番は受け持ち患者さんを持たず、常にホールを見渡し、転倒予防や患者さん同士のトラブル予防を行います。ホール番がいることで、他のスタッフはホールで過ごしている自分の受け持ち患者さんのことを気にせずに、他患者のケアを行うことができます。

松沢病院　認知症病棟入院に際してのお願い

松沢病院の認知症病棟は、認知症はもとより、併せて身体合併症を有する患者さんを受け入れる病棟です。

1. 当病棟は、認知症の精神症状、行動上の障害を「治療」することを目的とした病棟です。併せて、身体合併症の治療、看護も提供します。専門性の高い医療、看護を提供することを目標としています。

2. 身体拘束は、患者さんの生活の質を損ない、認知症の進行を早めるおそれがあるため、生命に危険性の及ぶ緊急の場合を除いて当病棟では身体拘束はおこないません。そのため、歩行中の転倒、ベッドや椅子からの転落による骨折事故が起こる可能性があります。病院としても可能な限りの事故防止策を講じ、職員も注意を払っておりますが、こうしたリスクについて、あらかじめご承知いただきたくお願い申し上げます。

3. 公的病院としての性格上、院内外からの見学希望者があります。
   見学に当たっては、入院中の患者さんのプライバシーについて秘密厳守を守ってくれることを事前にお約束いただいておりますが、患者さん、ご家族の皆様におかれましても、ご了承のほど宜しくお願い申し上げます。

令和　　年　　月　　日

東京都立松沢病院
説明者氏名　＿＿＿＿＿＿＿＿＿＿＿＿＿＿＿＿

上記説明を受け承諾いたしました。

患者氏名：＿＿＿＿＿＿＿＿＿＿＿＿＿＿＿＿＿＿＿

ご家族氏名：＿＿＿＿＿＿＿＿（続柄：＿＿＿＿＿）

身体の活動性を上げる

　最小化できた理由の３つ目は、「体操・レクリエーションなどで活動性をアップさせた」ことです。それが昼夜のリズムをつけることや、良質な睡眠の確保にもつながっています。拘束をせずに動く機会を増やすだけでも ADL の維持・向上に役立ちます。

　しかし、患者さんの多くは重度の認知症のため、能動的に活動をすることが困難です。作業療法士や心理職などの病棟外スタッフが活動してくれるのは週に２〜３回、１回１〜２時間程度です。病棟看護師も限られているので、看護独自での作業療法提供は実際には難しい状況があります。

　そこで、短時間でもいいので、ルーティーンで取り入れられる活動をしています。例えば「昼食前の嚥下体操」「午前・午後の５分程度のラジオ体操」。特に午後のラジオ体操の後は、「エビカニクス」というダンスを行っています。これは“キッズソング”で保育園や幼稚園でよく行われているようなのですが、高齢者も楽しめます。スタッフ自らが楽しみながら患者さんと一緒に踊ることで、体操への参加率を上げ、さらに普段見ることのできない患者さんの笑顔に触れることも大きな喜びです。

オムツをはずし、できるだけトイレへ行く

　最小化できた理由の４つ目は、「オムツをはずし、できるだけトイレへ行く」ようにしたことです。オムツはずし運動が、ADL 向上だけでなく、自尊心の向上にも役立つことは言うまでもありません。特別なリハビリ時間を設けることが困難であっても、ホールや部屋からトイレへ歩いて行く、車椅子から便座へ移るだけでも立派なリハビリになります。

乗り越えるべき3つの壁がありました

　身体拘束最小化に取り組んでいく過程の中で、私たちは乗り越えねばならない壁があることに気がつきました。各施設によって壁は異なるかもしれませんが、当院には次の3つの壁がありました。

1つ目　医療安全の壁

　この壁は非常に大きな大きな壁です。「医療安全」と「人権・倫理」は時として対立するように思え、私たちは臨床でジレンマをかかえることがあります。それは「医療安全のためには身体拘束は必要」だが、「身体拘束をすると人権・倫理的に問題が生じる」といった構図です。

　しかし後述するように、今一度、「医療安全」が患者さんのためであるという原点に立ち戻れば、「医療安全」と「人権・倫理」は対立するものではなく、協調し合うものだと理解できます。

2つ目　治療方針の壁

　治療方針の壁を認識したのは、身体合併症病棟で勤務していた看護師が、高齢者、特に終末期のケアに携わっていた時でした。身寄りがなく、亡くなったら福祉事務所へ連絡することになっている終末期の患者さんでした。その患者さんに、中心静脈栄養、酸素投与、尿カテーテルが留置され、自己抜去リスクから両上肢拘束が実施されていたのです。

　亡くなる直前までもがき、かすかな声で「取って……」と懇願された時、その場にいた看護師はみな胸が張り裂けそうでした。死ぬ直前まで縛られるなんて……。当時は身体拘束がまだまだ多かった時期でした。医師の治療方針は絶対であり、「治療のためであれば身体拘束はやむなし」という風潮がありました。

　患者さん1人1人の苦痛を取り除き、QOLの向上を目指した治療とケア、人生を見据えた治療とケアを実現するにはどうしたらいいのか。この問いに答えるには、看護の力だけではどうにもならず、後述するように、治療方針の壁を乗り越えることが必要でした。

3つ目 こころの壁

3つめの壁は、私たち1人1人の中に深く深く眠っている"こころの壁"です。100年以上前に呉秀三院長のもと、当院は身体拘束を廃止しました。しかし100年以上経った2011年には、身体拘束を1日に130人以上に実施していたのです。私たちはなぜ同じことを繰り返すのでしょうか。身体拘束をして守られているのは誰なのでしょうか。

実は職員1人1人が自分自身にあるこころの弱さや不安・偏見を常に自覚し、意識的に行動しなければ、同じことがまた繰り返されてしまうのです。

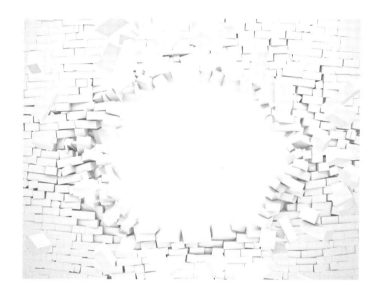

3つの壁については、皆さんも思い当たることがあるのではないでしょうか。

次章から当院が3つの壁をどうやって乗り越えていったのかを解説します。キーワードは「やらされ感からやりがいへ」です。

管理者の立場で語る、認知症病棟で拘束ゼロに取り組み始めた当初のこと
リスクへの不安をどう乗り越えたか

出席者《発言順》
齋藤正彦（病院長）
尾根田真由美（看護師長）
須田国男（看護師長）

司会＝**中田信枝**（精神科認定看護師）

2012年、院長として着任した時に認知症病棟で感じたこと

中田　この座談会では、当院で身体拘束最小化の取り組みが本格的に始まった認知症病棟の状況について、院長の齋藤先生、認知症病棟の看護師長だった尾根田師長、リスクマネジャーだった須田師長にお話をうかがいます。まずは齋藤先生から、2012年に院長として着任された当時の松沢病院を見て、何が課題だと感じられましたか。

齋藤　僕は、2012年に松沢病院の院長になる前に、6年間、和光病院という認知症専門病院の院長をしていました。その病院では「隔離せず、拘束せず」という方針を売りにしていて、院内に拘束帯は1本もなく、保護室もありませんでした。そこに僕がもう1つ「患者を選ばず」という方針を加えました。

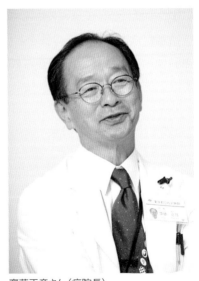

齋藤正彦さん（病院長）

34

認知症専門病院で拘束する理由があるとすれば、1つは転倒・転落、それから若年（性）認知症の患者さんの暴力です。特に若年（性）認知症の方は徘徊や乱暴が激しくなるため、拘束や隔離をされたりして、本人も家族も苦しい思いをしていました。そのため「隔離せず、拘束せず、患者を選ばず」という方針を掲げるうちに、60床ほどの新入院病棟のうち15～20人は若年（性）認知症の患者さんになっていました。それでも隔離や拘束はせず、若い患者さんの暴力を受けることもありませんでした。それは、**看護の工夫によってできていた**ことです。転倒や暴力のリスクに直面しているのは看護部ですから、**看護部がやる気にならないと、身体拘束はなくなりません。**

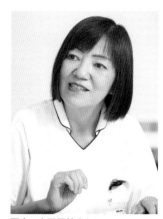

司会：中田信枝さん
（精神科認定看護師）

　僕が医学部を出て最初に勤めたのは松沢病院でした。11年ほど働いて、そこからいくつかの施設を経て、2012年に約20年ぶりに松沢病院に戻ってきました。僕は松沢で最後に担当したのは認知症病棟だったので、「懐かしいな、どうなっているかな」と思って夕方に認知症病棟に行ってホールに座っていたんです。すると、ある時刻になったらスタッフがわっとホールに出てきて、一斉に患者さんへ拘束を始めた。拘束と言っても車椅子の安全ベルトですが、それを着け始めた。僕はびっくりして、ムッとした顔をしたんでしょうね。すぐ顔に出るから。

中田　その場で何かおっしゃったのですか。

齋藤　いや。だけど、きっと誰が見ても怒っている顔をしていたんだと思います。それを見た看護師の1人に、「先生、私たちだってこんなことしたくないんです。人手がないんです」と言われて、カチンと頭にきた。和光病院では新入院病棟の60名の患者さんを夜間は1人の看護師と2人の看護助手で看ていて、6年間縛ったことはなかった。松沢病院の認知症病棟は30人の患者に看護師が3人いるのに人手がないとはどういうことかと。尾根田さんが師長の時でしたよね。

尾根田　まさしく、「身体拘束が一番多い病棟」と言われていた時の師長でした。

院長の怒りは患者さんの気持ちを代弁したもの

尾根田　先生が病棟にいらしたのは私も印象に残っています。その後も時々来ら

れて、何か怒っているとは感じていました。新任の院長先生なので、私や医師が挨拶したり病棟の説明をしようとしたりするのですが、「いいからいいから」とおっしゃって。

　後から振り返ると、先生はそこで説明や言い訳を聞くよりも、ご自分の目で見ようとしていたんだなと感じます。あの時の先生の怒りは、患者さんの気持ちを代弁した態度だった、患者さんが怒ったり悲しんだりしていると身をもって発信してくださっていたのかなと、取り組みを経た今は強く感じています。

齋藤　尾根田師長は、「転ばなければ拘束しなくていいんですけど」「もう少し歩けるようになったら拘束しなくてもいいんですけど」と、一所懸命僕に言ったんですよ。僕はムッとして「縛っていれば歩けるようになるわけ？」とか言った。

尾根田　恥ずかしい話ですが、当時は本当に「転ばないようにするため」「患者さんの行動が予測できず危ないから」という理由で行動制限をしていました。「安全ベルトをしていると患者さんが安心してよく眠るんですよ」とスタッフが言っていて、私も先生にそのようなことを言いました。すると先生が「何を言ってるんだ」「違うんじゃないの」という感じでおっしゃって、私も「そうだよな」と。

先生に「おかしい」と言ってもらったことが、当たり前だった身体拘束をおかしいと思うきっかけになったと思います。次のステップとして齋藤先生から「認知症病棟の身体拘束をゼロにする」というお話が出た時にようやく、「あの時の先生の怒りのシグナルはこういうことだったんだな」と感じました。

「やってみましょう」と言ってくれる若い看護師がいた

中田　その後、「認知症病棟の身体拘束をゼロにする」と、齋藤先生が師長の尾根田さんと病棟医長の先生に伝えたそうですが、尾根田師長はそれを聞いた時どのような気持ちになりましたか。

尾根田　当時は勉強不足と経験不足で、身体拘束が一番多いと言われる病棟で、何をやったらよいのだろうと、頭が真っ白になるような感じでした。

中田　院長の方針は、どのように伝えられたんですか。

尾根田　当時、病棟ごとに病棟医長と師長が順番に院長先生と話をする場が設けられていて、その最初の回に院長が、「認知症病棟は、まず身体拘束、行動制限をなくします」とおっしゃいました。でも、私自身、どこから手をつけていったらいいのかわからず、病棟の看護師も「できるんですか」「転倒してしまうんじゃないですか」という感じの反応で、そのまま1か月くらい経ってしまったんですね。

　それで、2回目の院長面談の時もほとんど改善が進んでいない状況で、先生から「もう少し本腰を入れて頑張ってください」というお話があり、いよいよ自分でも「やらねば」という自覚を持ちました。それを病棟に持ち帰って、改めて「やっていきます」と話しました。

中田　現場の反応はいかがでしたか。

尾根田　やはり「本当にやるんですか」という空気で、戸惑いがあるようでした。それまでは拘束を**「安全のために必要なもの」として認識していた**ので、**拘束を外す必要性や、外した後の看護がうまくイメージできなかった**んですね。

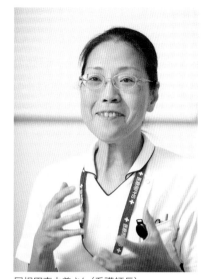

尾根田真由美さん（看護師長）

　でも、病棟にはいろいろな年齢層の看護師がいて、若い看護師の中には、「どうしてこんなに拘束が多くなってしまうんだろう」という思いを抱いていた人がいたのです。そこに私が院長先生からの方針を伝えたことで、思いがけず「やってみましょう」と言ってくれる看護師がいました。その時に、「これだ、**スタッフの力をうまく借りながら進めたらいいんだ**」と思い、取り組みを始めることができました。

「大丈夫だった」成功体験を積み重ねる

齋藤　そんなふうに言うけれど、認知症病棟の改善はあっという間だったよね。

尾根田　そうですね。実際の取り組みを始めてから**3か月**ぐらいでしょうか。

齋藤　実際、僕が何かをやったのではなく、看護師長が看護部を率いてくれ、病棟のスタッフが努力してくれたからできたんです。僕は方針を言うだけで、具体的にどうすればいいかわからないんだから。

中田　結果として3か月でゼロにできた背後には、どのような苦労や工夫がありましたか。

尾根田　**看護師1人1人にヒアリング**をしました。身体拘束を外すことについては、少数の賛成派と、反対派（現状維持派）がいると想像していましたが、個別に「あなたの受け持ち患者さんは拘束を外せますか」と聞いていくと、意外に

「夜勤の時に迷惑がかかると思って言えませんでしたが、この患者さんは拘束を外したいんです」という声も多くあって、「そうなの？」と。

　そうした患者さんから、**日勤の時間に外し始めて、何事もなく過ごせたという成功体験を少しずつ積み重ねました。**そして「じゃあこの患者さんも同じようにやってみましょう」という感じで、プラスの連鎖を難しそうな患者さんにも広げていきました。

須田　できる人から少しずつ取り組んで、「大丈夫だった」「大丈夫だった」と減らしていけましたね。

中田　成功体験の積み重ねですね。

尾根田　それが大きかったと思います。幸い、やってみたけど後戻りというケースはなかったんです。もちろん、大きな事故が起こらないように予見しながら取り組み、環境整備にはかなり注意しましたが、始めてみると、患者さんは急に危ない行動をされるわけでもないことがわかってきました。「緊急性」「非代替性」「一時性」という身体拘束の３原則から見ると、**緊急性も非代替性もそれほどではない場合が多かったのです。**

須田　そして**転倒イコール大事故ではないんですよね。**転ぶことはあるけれど、軽微な転倒が多く、骨折することもないとわかり、皆が安心したんじゃないでしょうか。

　逆に、実はそれまで拘束による肺塞栓や皮膚障害なども起きていたんです。その対策に追われていたこともあって、認知症病棟で身体拘束を外すことになった時は、**肺塞栓のリスクや皮膚障害が減るだろうと期待が高まりました。**見守りの際にも、それまでは拘束帯にばかり目が行っていたのですが、**その人を見るという意識**が出てきたと思います。

尾根田　組織的に進めるうえでは、以前から QC 活動※という名での業務改善に取り組む土壌があったことが大きかったと思います。QC 活動には病棟の全員がかかわるため、先ほどのような若い看護師の力をうまく引き出すことにもなりました。

リスクマネジャーが替わり
インシデントレポートへの対応が変わった

齋藤　もう１つ良かったのは、ちょうどその頃、リスクマネジャーが替わったことです。

中田　須田師長ですね。

須田　はい。私は 2012 年に新棟になってからは病棟づきを外れ、専従リスクマネジャーとして働くようになりました。

齋藤　リスクマネジメントとは、本来は大量のインシデントを把握してそれを分析し、アクシデントをどうすれば防げるかを検討することです。僕が松沢病院に来て驚いたのは、インシデントとアクシデントの数の比でした。3 回に 1 回はアクシデントじゃないかと思うような比率だったんです。つまり**インシデントが上げられておらず、数が少なすぎたんです。**

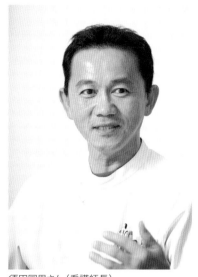

須田国男さん（看護師長）

須田さんがリスクマネジャーになってから**インシデントレポートの提出が簡易化されて、いちいち「どうしてこうなったの」と追及されることがなくなり、報告数が増えました。**2011 年と 2012 年のインシデントは 500〜600 件でしたが、現在は年間 1000 件以上あります。そのインシデントの段階で分析して、アクシデントを防ぐようになりました。

中田　齋藤先生からリスクマネジャーに具体的な指示があったのですか。

齋藤　特に指示はしませんでしたが、よくリスクマネジャーの部屋に行ってインシデント・アクシデントレポートを見せてもらいました。なぜインシデントがこんなに少ないんだろうとか、軽微なインシデントなら手間をかけて責任追及をせずにどんどん報告してくれたほうがお互いに楽だ、とかいう話はしたかもしれません。

須田　僕も、**病院は「絶対に安全な場」ではない**と思っていて、それなのに家族からだけでなく、**医療者自身が、病院に絶対の安全を求めている**ように感じていました。

尾根田　拘束をしなくなってから、尻もちなどの軽微な転倒が多少増えたのですが、そうした時のリスクマネジャーの対応が変わりました。以前は、「なぜ転ばせたのか」という反応で、インシデントレポートも「転ばせてしまった」という視点から始まっていたのですが、**インシデントの段階ではおおらかに見守るという対応に変わり、病棟でも次にどうしていくかという話し合いができるようになりました。**

リスクを家族に開示する。
転倒があったら即座に連絡する

須田　それから、**本館が新築された後に、放射線科と検査科が 24 時間体制に
なったことも大きい**です。もし夜間に転倒しても CT を撮って結果がすぐわか
るので、医師も我々も安心です。それまでは、夜間に転倒した場合は、放射線科
医を緊急登院で呼ぶか、他院に救急搬送するかという判断を求められたので、現
場や管理職はできるだけ転倒させたくない。その理由もあって拘束を外すことが
難しかったのだと思います。

齋藤　松沢病院の身体拘束廃止を、「検査体制が整っている都立病院だからでき
るんだ」と言う人もいます。民間の精神科病院では、夜間に X 線検査をするこ
とはできませんので、そう言われたら僕らが何かを言う権利はないです。でも、
それより厳しい状況でも、拘束をしない病院や施設はある、という事実はお伝え
したい。

　身体拘束廃止を実現するには、まずは**情報を開示すること**です。家族に病棟に
入ってもらって様子を見てもらい、年間の事故件数を入院時に説明し、ホーム
ページにも出し、学会発表でも事故の報告をする。そして入院時に患者さんや家
族に、病院というのはどういう場所なのか、どういうリスクがあるのかをわかっ
てもらう。それは、どの病院でもできないことではないと思います。

須田　認知症病棟で最初に取り組んだのも、転倒のリスクを家族にしっかり説明
することでした。医師から骨折や死亡のリスクを含めた説明をしてもらい、それ
でもこの病院は身体拘束をしない方針であることを家族と共有してから、スタッ
フが「我々も精一杯やります」と伝えたうえで入院してもらいました。

　また、家族が面会にいらした時には、普段の患者さんの状況をお伝えしていま
す。患者さんは急に転ぶのではなく、その前に軽微な転倒が何度かあることも多
いので、リスクをご家族にも理解してもらいます。そして、**転倒があった場合に
は即座に連絡する**。そうした関係ができていないと、何かあった時に不審に思わ
れてしまうからです。認知症病棟の医師の方々は、転倒事故が起きた場合には夜
間でもすぐにご家族に連絡してくれるのでありがたいです。

不安を訴えるスタッフには
個別に対応

中田　当初から、「何かあったら管理職が責任を取ると言った」という話も聞こえていましたが、現場の看護師としては「いや実際はそうもいかないだろう」という気持ちがありませんでしたか。自分たちが本当に守られていると感じるまで、時間はかかりませんでしたか。

尾根田　私は意外と早くから、現場の人間が守られていることを実感できました。まず、先ほど出たように、インシデントの段階でのリスクマネジャーの対応が変わったからです。また、何かの時にある医師に、院長先生から**「拘束をしないで患者さんに何かあったら責任を取るけれど、必要のない拘束をして何かあった時は責任は取らない」**と言われたと聞いて、院長先生は拘束をなくした時の責任を真剣に考えてくださっているんだなと感じました。

中田　それは本当におっしゃったのですか。

齋藤　うーん、言ったかもしれない。

中田　当時、ある看護師が齋藤先生に「事故があったら院長が責任を取ると全部のカルテに書いてください」と言ったと聞いたことがあるのですが、本当ですか。

齋藤　それは認知症病棟ではなくて、別の病棟でのことですが、本当です。とても対応が難しい合併症の患者さんがいて、その人も拘束をしないでケアしていこうと僕が言ったら、「じゃあ全部に院長が責任取るって書いてください」と言われたんです。

中田　何と答えられたのですか。

齋藤　「嫌です」と言いましたよ。院長が拘束をやめようと言っているのだからそれでいいと。ただ、この時は後で師長がその看護師をフォローしてくれたと思います。この件はもうすでに拘束しないことが病院の文化になった後でしたが、看護師の中にはまだそういう不安はあったのだと思います。

須田　その看護師は私にも不安を訴えてきました。その時私が言ったのは、拘束の3条件である緊急性、非代替性、一時性を満たしているのであれば、当直医と相談してやむを得ない場合は拘束してもいいということでした。拘束ゼロという数字だけが目的になって一人歩きしてしまうと怖いなという気持ちもありました。

齋藤　不安の持ち方は人によって違い、いくら「責任は取るから心配しなくていい」と言われても、**不安な人は不安ですから、そういう人はフォローをしていく**

必要があります。それができる看護チームが松沢病院にはあったので、拘束をしないという方針が浸透するのも早かったんですね。

何があっても現場が責められない
という空気を作る

編集部　2019 年に NHK で身体拘束廃止についての番組が放送された時、ツイッターなどで「縛らないなんて無理」「現場を知らないから言えるんだ」という声が、多くの看護師から上がりました。それは、先ほどの「全部のカルテに書いてください」と言った方と重なる気もするのですが、そうした反応についてコメントをいただけますか。

齋藤　そういう声が出てくる背景には、本当は拘束をしたくなくても「医師に指示されたらやるしかない」とか「拘束しないで何かあったら責められるのは看護師なんだから」という気持ちがあるわけですよね。ですから、**何かあっても現場が責められることはないという空気が病院の中にあることが大事**だと思います。それが、本当は拘束したくなかった人たち——サイレント・マジョリティが意見を出すために必要です。

　だからこそ、拘束をしないという方針に対して、**看護部長が「その方針で行く」と言ってくれた意味は大きい**。僕は、拘束最小化について講演をする時は、「1 に看護部長、2 に看護部長、3・4 にスタッフ、5 に院長」と言っています。実際に拘束を外したのは現場のスタッフで、そのスピードは僕が予測したよりはるかに速く、その質ははるかに高かったけれど、現場を管理する看護部長が僕の言うことを信頼してくれた意味はとても大きかった。

　どちらが言い出しっぺでもよいですが、組織のトップの 2 人が方針と責任を示すことは、安心できる職場を作るために必要だと思います。

尾根田　私はそれを聞いて、トップと現場をつなぐ、中継地点が師長だと思いました。実は当時私も「院長先生がこう言っているけれど、私も一緒に責任を取る」と言ったのです。現場で私が取る責任は、業務整理や業務改善をして、忙しい看護師が安全に取り組める環境を整えることだと思いました。そして、転倒やケガをさせないような看護師の観察力やアセスメント力を育てること。そのためのマネジメントが、現場の師長の役割だと思って取り組んでいました。先ほどのような看護師の方からの不安の声を聞くと、その声を吸い上げる中間の立場として、師長にできることはもっとあるかもしれないなと思います。

中田　管理職から「何かあった時は責任を取る」と言ってもらえた時、スタッフの立場としては「**私たちは信頼されている、だから全力を尽くしてがんばろう**」と思うことができました。

齋藤　拘束に限らず、薬剤の投与なども含めて、臨床で行為を行う医療者には皆不安があるはずですよ。そうした個人の不安を、病棟というチームで師長が中心になって支える。そして個々のチームを組織としてサポートするリスクマネジャーがいる。さらに組織全体の責任を取るために病院長と看護部長がいる。そう考えることができれば、不安を成果に変えていける。そのためにも組織がしっかりしていることが大事だと思います。

人として尊重するのであれば
縛るのは論外

中田　最後に、読者に向けて、それぞれ一言をお願いします。

須田　私はシンプルに、**拘束しないほうが安全**だよと言いたいですね。

尾根田　私は、抽象的ですが、**拘束をしないことで、それまでの看護師としての経験では想像がつかなかった世界に出会えますよ**と言いたいです。それがプラスになり、現在の自分にもつながっています。

齋藤　僕は、**患者さんを人として尊重することが大事なのであって、だとしたら縛るのは論外**だということです。入院したら拘束されると思えば、いくら困っても入院しようとは思わない。だけど入院しても人として尊重された経験があれば、何かあった時にはまた病院に行こうと思えます。それがひいては精神障害を持つ人の長期予後を改善するのだと思います。

中田　ありがとうございました。

※ QC 活動とは、企業の現場で職員が自主的に行う品質管理（クオリティコントロール）のための小グループ活動。ここでは、都立病院や東京都保健医療公社等の医療施設の職員が行う、「テーマ別改善運動（QC サークル活動）」のこと。患者サービスの向上や経営の効率化を目指して、各施設で職員自らがサークルを作り、身近で具体的な業務改善に取り組む。施設内で優秀なサークルとして選ばれた代表による発表会が、年 1 回東京都庁で開催され、表彰も行われる。1990 年に都立病院から始まり現在も続いている。

2章

松沢病院が
身体拘束最小化を実現した

25の方法

この章では、身体拘束最小化に立ちはだかる3つの壁
「医療安全の壁」「治療方針の壁」「こころの壁」を
どのように乗り越えていったのかを、
「ノウハウ・方法」に特化した形で紹介します。

それは新院長・新看護部長の方針表明から始まった

　身体拘束最小化を成し遂げるために何よりも肝となるのが、「病院としての考えを職員へ明確に伝えることができるかどうか」です。

　当院では2004年に行動制限最小化委員会が発足してから、最小化へ向けて努力を続けていました。そのような中で2012年5月に新棟へ移転しました。時を同じくして、新院長・新看護部長から「身体拘束最小化を目指す」という方針が示されました。2011年までは院全体で1日に130人以上に拘束帯を、80人近くに車椅子ベルトを使用していました。転倒予防、身体管理、不穏・興奮という理由で身体拘束を実施することが多くあったからです。職員の多くはこの方針が示された時、「何を言ってるんだ、患者をどうやって守るんだ、無理に決まってる」と受け止めていました。

　しかし、その方針を実現するために、次の4つの対策が提示されていったのです。

①事故そのものを責めることは解決にはならない。それよりインシデントレポートの提出を推奨し、事故のリスクを管理する

　2012年度における当院のアクシデント報告は86件であったのに対して、インシデント・アクシデントレポート（以下、IAレポート）の総数は2105件でした。本来、1件の重大なアクシデントの陰には、その予兆となるような軽微なインシデントが数百隠れています。すべてのインシデントを報告することが事故予防の資源になるため、IAレポートの実効性を高めるには、軽微なものを含め報告を徹底することが必要でした。

　電子カルテの導入をきっかけに、軽微な事象については報告を簡便化するとともに、違法性や重大な不注意がない場合は担当者の責任を問わないこと、重大な事故の責任は病院管理者が負うことを徹底して、IAレポートの提出を推奨しました。その結果、IAレポートは2016年度には5058件に倍増しました。

②外部の目を入れ、内部から情報発信する

　身体拘束が、精神科治療を進めるうえで効果があると評価されなければ、その行為を正当化することはできません。評価するのは患者さんや家族、さらには保健医療費を担う国民であります。こうした外部の評価を積極的に受け入れるために次のことを行いました。

- 患者・家族アンケートを定期的に実施し、モニターを依頼する
- 研修・見学者を積極的に受け入れる
- 第三者評価制度を導入する
- 病院から情報発信する（学会発表、論文執筆、ホームページなど）

　また、面会家族に積極的に病棟内に入っていただくようにしました。そうすることで職員の緊張が高まり、結果として医療・看護の質の向上に結びつくと同時に、病棟におけるさまざまな場面を家族に見ていただくことで、精神医療現場の厳しい状況を家族に理解していただくことにつながりました。

③患者さんとコミュニケーションを深めることが　何よりも大切

　患者さんの不穏や興奮を予防し、身体拘束をしない治療を遂行するために最も有効な方法は、患者さんとのコミュニケーションを深めることです。そのために、医師や看護師に「ナースステーションのカウンター越しに話をしない」「病

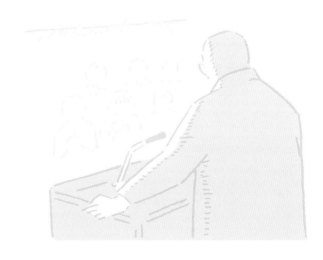

室、ホールではできる限り座って誠実に話をする」「隔離・拘束されている患者さんの傍に座って話を聞く」などの実践を職員に促していきました。

また、退院アンケートに「行動制限」に関する欄を設け、患者さん・家族の声を聞いていきました。

④身体治療時の治療コンセプトを転換する

身体拘束を前提とした精神医療・看護から、それを必要としない精神医療・看護に移行するためには、精神科医療を根本的に進化させなければなりません。当院では身体合併症病棟における治療コンセプトの転換を目指しました。

例えば「肺炎は治癒したが寝たきりになった」「がんの手術は成功したが患者さんは亡くなった」というようなことがありますが、本当にそれでいいのでしょうか。病気を治療することで、患者さんの生活の質が損なわれるようなことがあってはなりません。この2つのバランスを取るには、治療目的を明確にすることが必要なのです。

では当院で何が変わったかというと、以前は、身体合併症の治療においては、治療の概略は身体科医によって決定され、精神科医はその治療計画遂行を妨げるような精神症状を抑えるのが役割でした。しかし現在では、精神科医が、内科、外科などの身体科医と共に入院時から診療に立ち会い、患者さんの生活基盤、家族状況、社会資源の状況などを総合的に把握し、身体科治療の方針決定にも深く関与するようになりました。その結果、身体拘束の削減、期間短縮につながっていきました。

★

以上の対策を、病院のトップたちは研修などを通じて繰り返し職員へ伝えました。医師にとっても看護師にとっても耳の痛い話であり、反発もありました。しかし、もし実現できたら当院の医療が大きく変わるのではないかという期待もありました。そして数年かけて、実現へ向け一歩ずつ、階段を上っていくことになりました。

ここから25の方法
を紹介します

方法
01

行動制限の**データを数値化**し、**公表**し、**可視化**する

身体拘束最小化に効く理由

何が起きているのかを明確にすることで、何をすべきかが見えてくる。また、最小化が数値で見えると、職員のモチベーションが維持される。

行動制限のデータを発信し風通しを良くする

　身体拘束の状況を把握するために、行動制限最小化委員会では、毎月の行動制限に関するデータを集計しています。病棟ごとに行動制限の種類、時間、理由別に集計を行い、毎月看護師長会で公表し、データを蓄積してきました。

　そして当院のホームページでは、隔離・身体拘束のデータを公表しています。2012年当時は、「こんなに身体拘束が多いデータを院外に公表するなんて……」と躊躇しましたが、公表することで風通しがよくなり、自分たちの取り組みを客観的に見ることができるようになりました。学会発表にも力を入れ、情報発信を続けています。

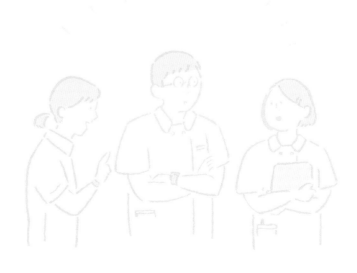

数値で表すことで、自分たちを客観的に
評価できるようになる

　データは月ごと、年ごとに集計し、年度ごとに重点目標を設定し、最小化へ向けて取り組みました。例えば、ある年は「転倒・転落予防の身体拘束を減らす」、それが達成できた翌年は「身体管理の身体拘束を減らす」などです。医療安全チームとも連携し、身体拘束最小化と転倒・転落の関係を考察することができました。

　年々最小化していくことを可視化すると、自分たちの取り組みを客観的に評価することができ、モチベーションの維持に役立ちました。

外からの目を入れる

　院内・院外を問わず風通しをよくすることが、改革をしていくうえで重要です。当院では、行動制限に関するデータをはじめ、院内の情報をホームページ上で公開したり、病院見学・研修を積極的に受け入れています。また、第三者評価制度を 2013 年度から取り入れ、精神医療・看護・法律の専門家からなるチームが病棟を視察し、身体拘束最小化の活動も厳しい目でチェックしてもらっています。外からの風は改革の風です。

身体拘束を**明確に定義し、**
グレーゾーンを作らないようにする

身体拘束最小化に効く理由

グレーゾーンは立場や価値観によってさまざまな解釈を可能とし、時として逃げ道となってしまう。

　精神保健福祉法やその関連告知の中で、身体拘束の基本的考え方、対象者、遵守事項などが定められています。しかし実際の臨床場面では、「これって、指定医の指示が必要？」「看護判断でどこまで実施していいの？」など、判断に迷う場面がたくさんあります。

　そこで登場してくるのが厚生省精神保健福祉課より出されている「疑義照会」です。疑義照会とは、法律等の実際の運用に関する解釈のことです（ただし、法的な強制力はありません）。身体拘束に関しては、2000 年 7 月 31 日に「精神保健福祉法改正に関する疑義照会に対する回答」として、以下は「指定医の指示が必要な行動制限とはしない」と回答されています。

❶車椅子移動の際の転落防止を目的とした安全ベルトによる固定
❷就寝時にベッドからの転落を防止するための短時間の身体固定
❸身体疾患に対する治療行為としての一時的な点滴中の固定

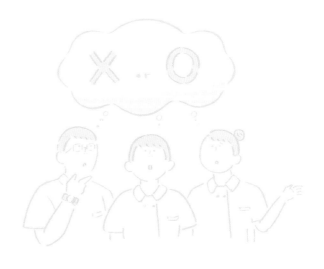

この中で、短時間・一時的という言葉が出てきますが、実際にどれくらいの時間なのかについては明記されていません。「では、何を基準に時間を決めればいいの？」と疑問に思う方も多いでしょう。その疑問に対する回答を探してみたのですが、明確な答えは見つかりませんでした。まさにグレーゾーンと言えます。ここから考えねばならないことは、疑義照会に対する回答を「どう解釈するか」を各施設で決める必要があるということです。

　例えば「身体拘束は短時間であってもすべて指定医の指示を必要とする」「身体管理のための拘束は1時間までは指定医の指示を必要としない」「車椅子移動の際のベルトは安全ベルトとして指定医の指示は必要ないが、移動以外で使用する時は指定医の指示が必要」等々、各施設が具体的な基準を設けることが必要なのです。

　では、当院ではどうしたかというと、グレーゾーンを極力減らすという選択をしました（1章の「身体拘束の定義」参照）。なぜなら、グレーゾーンは時として医療者にとって"逃げ道"となり得るからです。患者さんにとっては「拘束」「固定」「抑制」「安全帯」…と表現は違っても、縛られていることは同じです。患者さんの立場に立って物事を考えることが何よりも大切だと考えたのです。

方法
03

“支えるリスクマネジメント”に切り替え、医療安全委員会と連携する

身体拘束最小化に効く理由

医療事故を起こさないことだけが重視されると、現場は萎縮し、身体拘束は最小化できない。

　3つの壁の中で最初に立ちはだかったのが、医療安全の壁でした。2012年以前は、当院でも医療安全最重視の風潮がありました。転倒が起こったあとに行われる振り返りの場面では、「なぜ転倒したのか、看護計画の内容は適切だったのか、看護計画通りに実践されていたのか、今後の対策はどうするのか……」などについて検討するのですが、転倒が起こった時に勤務していた職員は「自分たちの責任だ……」と感じてしまうことがありました。転倒時に勤務していなかった職員も「自分の勤務の時に転倒させてはいけない」と思うようになり、その結果、対策として「身体拘束をしっかり行う」という悪循環に陥っていました。

　しかし、2012年以降は「現場を萎縮させないリスクマネジメント」という方針が出され、事故そのものではなく、事故のリスクを管理するという視点が明確になったことにより、事故防止の手段として拘束を使わないという考えに切り替わっていきました。

　今思えば管理者が、私たち職員が患者さん1人1人の転倒防止のための最善の策をアセスメントし実施していることを理解し、信頼してくれたからこそ、責めるのではなく支えるリスクマネジメントに変化していったのです。医療安全の壁は、乗り越えるのではなく、なくすことで“医療安全は患者さんのためにある”という本来の姿に変わっていったのでした。

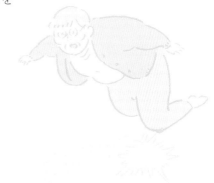

いざという時は管理者が「責任を負う」ことを明言する

身体拘束最小化に効く理由

それにより職員は安心して最小化に取り組める。

　これは、私たち職員が管理者に望むことと言っていいかもしれません。私たちが身体拘束をなくすために最善を尽くすことができるのは、もし事故が起こった時に、管理者が私たちを守ってくれるかどうかにかかっていると言っても過言ではありません。いざという時に管理者が当事者となった看護師に責任を負わせるようなことがあれば、私たちは安心して最小化に取り組むことはできません。

　"トップダウン"だけではダメなのです。"トップダウン"だけで最小化が実現できるのであれば、全国の施設長が"トップダウン"をすれば今ごろ身体拘束は減り続けているはずです。大切なのは"トップダウン"ではなく、管理者が1人1人の職員を信じて支え、"いざという時に責任を負う覚悟がある"と示すことなのです。それでこそ職員は安心して最小化に挑むことができるのです。

　意識が変われば行動が変わります。事故があった時はトップが責任を引き受けてくれると明言したこと、医療安全チームが支えてくれることなどが相乗効果となり、職員は身体拘束の解除へ向けてチャレンジできるようになりました。そして解除の成功体験を積み重ねることで、「身体拘束を行わなくても患者さんの安全は守れる」という意識へと変化していきました。

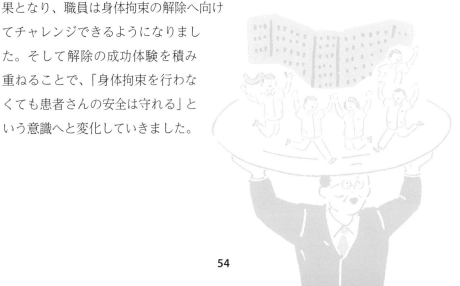

方　法

05

データ集計の単位を変更。変化がわかりやすいようにする

身体拘束最小化に効く理由

わかりやすい変化に職員が関心を向ければ、行動が変わり、意識が変わる。

　1日130人以上に身体拘束を行っていた2012年まで、職員には「患者の安全を守るためには身体拘束が必要」という長年刷り込まれた固定観念がありました。「身体拘束に頼らない精神科医療」は目指していきたいけれど、現実には難しいと感じていました。

　そんな中で、職員の意識改革のためにまず行ったのは、"患者さんの声を聴く"ことでした。と同時に行動制限最小化委員会では、次のように、職員の固定観念を変えるための変更を行いました。

データ集計の単位を「何時間」から「何人」に変更した

　行動制限最小化委員会では、以前よりデータ集計を行ってきましたが、2012年以前は患者さんごとに身体拘束実施時間を集計していました（例：「Aさんは1か月合計104時間」のように）。しかし各病棟の合計数値が何千時間という数になってしまい、それを見ても病棟で何が起こっているのか実感できませんでした。

　そこで、データ集計を「1日に何人が身体拘束されているか」に変更しました。この変更には反対意見もありました。例えば1日8時間拘束していたのを4時間に減らす努力をしたのに、その努力が反映されなくなる、という意見でした。しかし患者さんにとっては8時間でも4時間でも、身体拘束をされていることに変わりはありません。その考えを伝えていきました。

　結果的に「身体拘束○人」という集計方法に変えたことで、身体拘束の実態がよりわかりやすくなり、職員の関心が高まりました。

職員の意識が変わり、拘束解除にチャレンジしようと言えるようになった

　関心が高まれば意識も変わり始めます。慢性期病棟では長期に身体拘束となっている患者さんがたくさんいました。以前であれば「過去に何度も転倒しているから」といった理由で解除に消極的でしたが、「まずは昼間に職員が付き添って短時間解除し、それを見てアセスメントし直そう」といった声が上がるようになってきました。解除して、もし転倒があったとしても、医療安全の意識が変化してきていたので失敗を恐れずにチャレンジできるようになっていました。

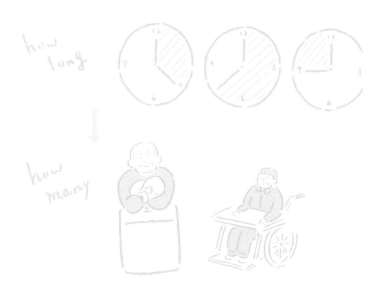

身体拘束を「する」ことの弊害に意識が向くように情報を伝える

身体拘束最小化に効く理由

拘束をすることの弊害に意識を向けないと、見えるリスクのほうに意識が向かい、怖じ気づいてしまう。

　身体拘束を最小化しようとする時、身体拘束をしないことによる弊害（例：転倒が増える、ルート自己抜去が増える、など）に意識が集まりがちです。しかし、身体拘束をすることによる弊害に目を向けてみることこそが必要です。転倒やルート自己抜去を"見えるリスク"とするならば、身体拘束をすることによる"見えないリスク"は実はとても問題が大きく、特に高齢者にとっては"死"を招くこともあるからです。

　身体拘束を開始すると、ADL低下、褥創、食欲不振、誤嚥、肺機能低下、便秘、精神症状増悪などのリスクが一気に高まります。高齢者に身体拘束をすると、動けなくなり最終的に死に至ることもあるのです。名著『縛らない看護』（吉岡・田中著、医学書院、1999年）の中にも、"抑制死"として負のスパイラルについての記述があります。

　ここで、医療事故が発生した時の"訴訟"に視点を向けたいと思います。医療従事者は常日頃から"見えないリスク"についても予防をしながら医療を行っています。しかし、転倒などの"見えるリスク"は問題化しやすく、時として"訴訟"へとつながることがあります。一方で、身体拘束することによるADLの低下などの"見えないリスク"は、時間が経たないと顕在化しません。したがって、"訴訟"という言葉が脳裏をよぎると"見えるリスク"への対応を優先してしまうことが起こってきます。

　ここでも医療安全チームとの連携なくして、身体拘束最小化へ進むことはできないことがわかります。行動制限最小化委員会は、この"見えないリスク"の重大性にこそ目が向くよう、職員へ情報を伝えていきました。

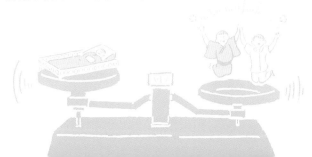

家族に「当院はできる限り身体拘束を行いません。それによる転倒のリスクがあります」と説明し、納得を得てから入院してもらう

身体拘束最小化に効く理由

家族から「なぜ転んだんだ」と責められると、身体拘束する方向へ向くことになる。

家族との協働も必須です。これなくして身体拘束最小化は実現しません。

まずは、病院として身体拘束最小化に取り組んでいることを公表します。そして入院時の説明として、身体拘束をしないことによるリスクはもちろんですが、身体拘束をすることによるリスクも丁寧に説明し、身体拘束最小化に取り組む病院としての方針を説明します。納得いただければ、できる限り身体拘束をしない方針を記した書類にサインをいただいてから入院となります。

家族の面会時はできるだけ病棟内に入っていただき、病棟の様子を知ってもらうことも重要です。準夜帯など、忙しい場面を家族に見せることにためらいを感じるかもしれませんし、見せたくないと思う場面もあるかもしれません。しかしありのままを知ってもらうことが、精神科医療の現状を家族に理解していただくきっかけになります。

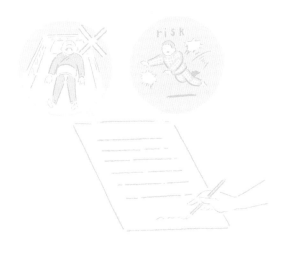

方法

08

職員教育で、患者さんの目線に立った研修を開催する

身体拘束最小化に効く理由

研修により、身体拘束の要因を減らすことができる。また、身体拘束せずに対応できる技術が身につき、代替案が出せるようになる。

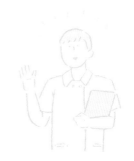

　行動制限最小化委員会では、年2回の研修を開催しています。最小化を進めるにあたり、患者さんの視点に立った内容や倫理について考える内容を盛り込みました。

　病院全体ではCVPPP（包括的暴力防止プログラム）研修に力を入れ、暴力リスクを最小限にする取り組みを行っています。特に医療観察法病棟では、全職種がCVPPPの研修を受講し、成果を上げています。

　他にもカンフォータブルケア、認知行動療法、動機づけ面接法など、さまざまな精神科看護技術の研修を実施し、患者さんの視点に立ったケア技術の向上を心がけています。これらの研修により、身体拘束の要因を減らせるとともに、「それは身体拘束する理由になるのか？」と常に自問自答できる問題意識の醸成に役立ちました。

医療観察法病棟には身体拘束具を置かなかった

木田ゆかり（看護師）

「人で看る」を合言葉に

　医療観察法に基づく対象者への医療は、医療管理下で行う強制医療です。自由に外には出られない閉鎖空間であり、すでに行動制限がなされた場での医療になります。

　当院の医療観察法病棟（30床）での看護師の人員配置は、常勤44名、日勤16名、夜勤6名です。病棟を開設する際に徹底的に話し合い、「人で看る」を合言葉に、身体拘束具やミトンなどは病棟内に一切置かないことにしました。日々のカンファレンスではリスクをアセスメントし、「人的資源をどのように活用して支援するか」を焦点に、多職種で検討をしています。2010年に医療観察法病棟が開設されて以来、身体拘束を実施したケースは1例もありません。

　医療観察法病棟に配属された全職員が、包括的暴力防止プログラム（CVPPP）研修を受講し、毎月フォローアップの勉強会も行っています。興奮・攻撃性が強く切迫したケースに対しては、夜間も常に目視下で観察を行うなどの予防的介入を行っています。身体管理で点滴抜針のリスクがある場合は、すぐに手の届く範囲で24時間付き添います。また、各ユニットのホールに24時間体制で看護師がいます。夜間でも対象者の話に丁寧に耳を傾け、ゆっくり対話することが可能な環境があり、ちょっとしたトラブルが起きた時でもタイムリーな介入を行うことができています。スタッフは対象者の目線になって、多職種でとことん話し合うことを大事にしています。

職員の思いがあってこそ

　「医療観察法病棟は看護師が多いからできる」と言われることもありますが、いくら人がいても、身体拘束がその人の人生に与える影響に思いが及ばなければ、身体拘束最小化の実現は難しいと思います。対象者が精神科医療に希望が持てるような体験を積み重ねることが、その人の夢や希望の実現につながると考えます。そのような考え方を職員が共有することによって、手厚い人員配置が生かされ、「人で看る」ことを可能にしているのだと思います。

方法

09

指示を出す**医師との意識の****ギャップ**をなくし、協働する

身体拘束最小化に効く理由

看護だけが身体拘束しない意識を持ったとしても、指示を出す医師との連携がうまくいかなければ事態は変わらない。

　身体拘束最小化に関する学会発表や研修会に参加すると、最小化が進まない要因として「医師が協力してくれないので……」という言葉を耳にすることがあります。看護だけが頑張ったとしても、指示を出すのは医師ですから、看護と医師との間にギャップがあっては物事がうまく進みません。

　当院では医師も身体拘束最小化に積極的で、治療方針を立て直したり、看護師の意見を取り入れてくれたりしています。困難事例であればあるほど、身体拘束をしないためには、精神保健福祉士、理学療法士、作業療法士、栄養士、心理師など多職種で連携していくことが不可欠です。

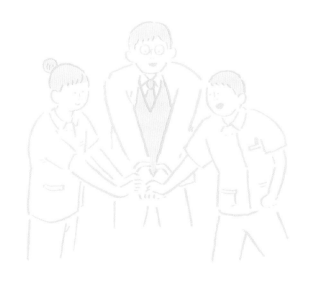

行動制限最小化委員会が、現場で解除を推進する

身体拘束最小化に効く理由

委員会が監督機関になるのではなく、現場の味方になることで、職員の行動の後ろ盾になれる。

2004年度の診療報酬改定の際、医療保護入院等診療料の新設に伴い、行動制限最小化委員会が全国の精神科で設置されました。しかし学会などで情報交換をすると、「月1回委員が集まり行動制限の現状を確認するだけで、形骸化している」といった声も聞かれます。

当院も2012年頃までは、どちらかといえば現状把握が主な活動であったかもしれません。しかし、2012年に「身体拘束ゼロ」の指針が打ち出されたことで、委員会の活動は急速に変化していきました。

委員会と分科会とが、機能を分けて活動する

当院の委員会の特徴として、医師を含めた多職種からなる行動制限最小化委員会（親委員会）を補完する形として、看護師で構成された行動制限最小化看護分科会（以下、分科）という2段構えの組織となっていることがあげられます。

分科会では、①行動制限に関するデータの収集・集計、②研修会の開催、③行動制限基準の見直し、④事例検討会、⑤最小化のための代替手段の提案などを行い、委員会で再度検討し決定しています。

委員会が病棟へ出向き、事例検討会を行うようにした

　ここで、長期困難事例に対して効果的であった事例検討会について紹介します。

　事例の選定は分科会のメンバーが毎月行います。まずは、分科会メンバーで事例検討会を行い、困難となっている背景や改善策について考えます。次に分科会での検討内容を基に委員会でさらに検討を行います。2014年までは委員会開催時に事例検討対象病棟の職員に参加してもらい、紙面上での検討を行っていました。それなりに改善はしていったのですが、長期困難事例については「どうしたものか……」と行き詰まり、検討が進まないケースもありました。なぜ行き詰まるのかと考えた時、対象の患者さんが見えていないことに気づきました。

　当院は20病棟以上あり看護師だけでも約500名いるため、自分が所属する病棟以外の状況を把握している職員は多くありませんでした。そこで、対象病棟職員に委員会に来てもらうのではなく、委員会メンバーが病棟へ出向くように変更しました。

患者さんと話し、患者さんを知る

　病棟へ出向きまず行ったこと。それは委員が患者さんと直接話をすることでした。委員会のトップである委員長（医師）が患者さんに直接話しかけます。「○○さん、今困っていることは何ですか？」「私たちもこれ（拘束帯）をなくしたいと思っているのですが、どうしたらなくなると思いますか？」。患者さんから直接話を聞くことで、紙面上で検討していた時にはわからなかった患者さんの状態や、身体拘束に至った背景、患者さんの思いが見えてきました。

病棟職員の思いを聞く

　患者さんを知った後は、今度は職員を知る番でした。行動制限の困難事例には、患者さんと職員との関係性が影響しているケースがありました。職員も努力していること、頑張ってきたことを認めたうえで、客観的な視点でアセスメントすると、新たな展開が生まれることもあります。

病棟の環境を知る

　当院の病棟の構造はすべて一緒ではありません。保護室や病室の位置、保護室の数、スタッフステーションの配置が違います。例えば「観察を密にすればいい」とアドバイスしても、病棟構造によってはそれができる場合とできない場合があるということに、病棟へ出向いて初めて気づく場合があります。

委員会の視点で、新しい風を入れる

　事例として出されるケースは困難事例がほとんどです。病棟内でもさまざまな工夫を行ってきたにもかかわらず、有効な手立てが見つからず膠着状態となっていることが多くありました。また、長期入院となり職員と患者さんとのつき合いが長くなればなるほど、以前実施してうまくいかなかったケアの体験により、新しいケアの導入に踏み切れないということがあります。

　例えば、以前身体拘束を解除した結果、転倒して骨折した経緯があるとします。すると、次に解除へ踏み切る決断が鈍ることはないでしょうか。過去の経緯を聞いていくと、最後に転倒したのは2年前であり、その後解除に踏み切れないままというケースもあります。もちろん、事故が起こった時に勤務していた職員の気持ちを考えると、決断が鈍ることも理解できます。

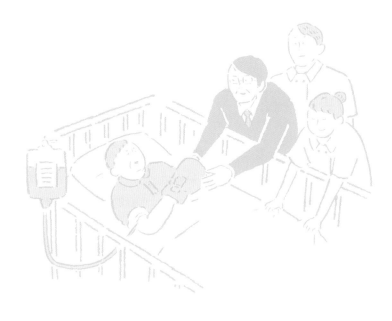

そこで、委員会という外部の視点が生きてくるのです。過去の経緯を考慮したうえで今現在の患者さんの状況を客観的に判断してアドバイスすることで、次の一歩へ進むことができます。新しい風が入ることで、膠着状態から脱するきっかけをつくるのです。

委員会は、他の病棟でうまくいった代替手段などを提案し、導入していきました。代替手段が生まれると、ケアの引き出しが増え、看護師はどの道具を使えば有効かを考えるようになります。アセスメント力が向上し、創意工夫をするようになります。

委員会を解除の理由づけにしてもらう

また、委員会のメンバーが病棟内の対立を回避する役割を取ることがあります。例えば病棟内でよくあることとして、"解除推進派"と"解除慎重派"が微妙な対立関係となることがあります。そんな時は、委員会の事例検討会のケースとしたり、委員会や分科会のメンバーがカンファレンスに参加し、「解除してみましょう！」と助言するのです。

そうすると、もし仮に解除後に転倒してしまった場合でも、「委員会の助言だったから」と理由づけすることができます。もし、病棟内だけで解除を進めて転倒した場合、「ほ〜ら、やっぱり転倒したじゃない」と"解除慎重派"からささやかれ、"解除推進派"の失敗体験となってしまい、病棟全体が慎重派に傾くという悪循環に入ってしまうからです。

代替手段を提案、導入し、 ケアの引き出しを増やす

身体拘束最小化に効く理由

看護師はどの道具を使えば有効かを考えるようになり、アセスメント 力が向上し、創意工夫をするようになる。

もう1つご紹介するのは、委員会による代替手段の提案と導入です。

代替手段としては、シーネ、車椅子テーブル、アームレストクッション、セン サー、低床ベッドなどがあります。もちろん、予算に限りがありますので、優先 順位を考えながら徐々に導入しました。

代替手段は、単に身体拘束に替わる道具というだけではなく、ケアの引き出し を増やします。これにより、看護師はどの道具を使えば有効かを考えるようにな り、アセスメント力が向上し、創意工夫をするようになりました。

点滴自己抜針予防のための「シーネ」

ルート類の自己抜針予防のためにシーネを導入しました。固定される部分はあ りますが、腕全体なら動かせるので自由度が上がります。もちろん、シーネの他 にも、テープ固定方法、患者さんが見えないようなルートの位置の工夫、点滴時 間の工夫なども行っています。

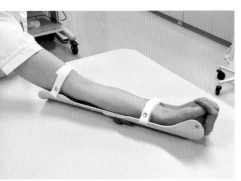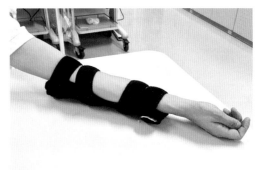

シーネ（点滴時の上肢固定用）

「点滴自己抜針」と一言で言いますが、患者さんの状況によって対応は異なってきます。患者さんの年齢やADL、術後なのか、ターミナルなのかなど、患者さんの状況に応じて有効なシーネのタイプを選んでいきます。

転倒・転落予防のための「車椅子テーブル」

転倒・転落予防については、どこの施設でも頭を悩ませている問題ではないでしょうか。当院でも同じです。先のデータで示したように、2012年には、病院全体で1日79人に車椅子ベルトを使用していました。

この状態をどう打破していくか、委員会でも悩みました。ただ単に「なくせ」と言ってもなくなることはありません。そこで、苦肉の策として、アームレストテーブルとプラスチックテーブル（以下、車椅子テーブル）の導入を行いました。使用してみると、患者さんからは「ベルトの時は股を通すのできつかったし、恥ずかしかった」、家族からは「ベルトは縛られているみたいでつらかった。だから今のほうがいい」という声が聞かれました。

そのようにして、車椅子ベルトは減り、車椅子テーブルの数が増えていったのです。

しかし、しばらくたつと看護師から「車椅子ベルトと車椅子テーブルの違いがわからない。結局は患者さんを動けなくしていると思う」という意見が上がってきました。確かにその通りです。患者さんの立場に立ってみると、車椅子ベルトも車椅子テーブルも、自由を奪われているという点では一緒なのです。

病棟で患者さんと接している看護師からこのような意見が出てきたことは、最小化への意識の向上を示しています。なぜなら、「指定医の指示が必要ないということは、車椅子テーブルは身体拘束には含まれないので、自由に使っていけばいい」という考えではなく、患者さんの視点から考えることができているからです。

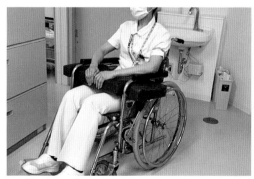

アームレストテーブル

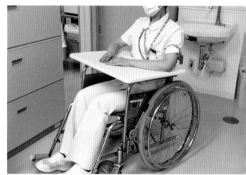

プラスチックテーブル

「代替手段はあくまでも途中経過であり、常に見直し、そこで止まらない」という考えが必要です。そうでなければ、指定医の指示が必要ではない方法での"身体拘束"が増えていくだけだからです。

　そして、現在当院はどうなっているかというと、車椅子ベルトは2016年12月には使用者がゼロとなりました。一時期増加した車椅子テーブルは、"車椅子ベルトをなくすことができた"という成功体験を基に、次は車椅子テーブルの使用を最小限にするため日々創意工夫し、使用数は減っています。

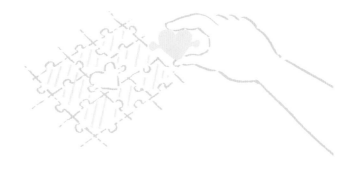

方法

12

身体拘束を解除する目的で **多職種カンファレンス**を 毎日開く

身体拘束最小化に効く理由

「どうすれば解除できるか」の視点で毎日カンファレンスをすることで 解除のチャンスが増える。

　当院は2014年5月に病院機能評価の認定を受けました（2019年11月に認定更新）。それを機に、行動制限カンファレンスの内容を、「どうすれば身体拘束を解除できるか」へと向けるようにしました。それまでは「○○の理由で身体拘束は継続」という内容が多かったのですが、最小化するために必要なことは、「どうしたら最小化（解除）できるのか」を常にチームで具体的に考えることだからです。現在もその視点は変わらず、行動制限のカンファレンスは毎日多職種で実施し、記録に残しています。

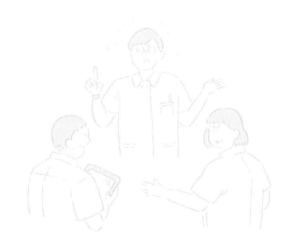

当初の混乱を経て、
「いかに身体拘束を回避するか」に焦点が移るまで

今井淳司(医師)

凍りついた会場

　「この病院の医者は患者を身体拘束し見下ろした状態で、まともな精神療法ができると思っているのか」。2012年、院長就任後の記念講演会で齋藤正彦新院長は述べた。その時、歴代松沢病院OB、現役職員などが多数を占める会場で雰囲気が凍りついたのを今でもよく覚えている。

　誰も好き好んで身体拘束をしてきたわけではない。重症患者を次々と受け入れなければいけない超急性期の現場で、患者の安全を確保するためにやむを得ず身体拘束を行ってきた──そう思っていたから、身体拘束削減は容易ではないだろうと多くの人が考えていた。

当初の混乱

　「身体拘束をしない」医療への道のりは決して平坦なものではなかった。

　身体拘束されている患者がいることを院長が電子カルテによって知ると、病棟まで出向いてその適正性を問うた。週に一度行われる院長回診では、身体拘束された患者の診察を院長自身が行い、不適切な身体拘束は速やかに解除するよう指示が出た。やむを得ず身体拘束を継続する場合でも、身体拘束が必要な理由、いつまで身体拘束が続くのかなどの見通しなどを院長自らが患者に説明した。

　現場と院長の間に、明らかな衝突が生じたことも一度や二度ではなかった。「何かあったらすべて院長が責任を負うとカルテに記載してください」と看護師が院長に詰め寄ったこともあったと聞く。病院の方針である「断らない医療」の影響も加わり、現場は疲弊し殺伐としたものとなった。医療方針のさまざまな転換についていけず退職する医師も続出した。それでも「身体拘束をしない」方針をはじめ院長の方針は維持された。

　筆者は精神科医の数がちょうど底をついた時期に精神科救急病棟（いわゆるスーパー救急病棟）の病棟長を担当していた。身体拘束は減り始めていたものの、まだ些細な自傷行為などで身体拘束が行われていた。病院の「身体拘

束をしない」方針をいかに実現するか、病棟全体で頭を悩ませ、当初はカンファレンスが戦いの場になることもしばしばあった。

変化は点から線、そして波に

変化は少しずつ起こった。「身体拘束をしない」という旗印のもとに、患者の個別性に合わせ、ありとあらゆる手法を使い身体拘束削減に努めた。今まで身体拘束でしか対応できなかった患者の身体拘束を回避できた時、病棟内に成功体験が生まれた。身体拘束回避に効果的だった手法は生き残り、使えない手法は淘汰されていった。それは、「普通こういった場合は身体拘束だよね」といった医療者側の思い込みや常識を1つずつ崩していく作業だった。

点から始まった変化は次第に線となった。それまでは病棟内カンファレンスで発言が少なかった若手看護師を中心に斬新なアイデアが提案されるようになった。病棟長として、そのような看護師の前向きな意見はなるべく取り入れ1つ1つ是認した。「身体拘束するかしないか」といった議論から「いかに身体拘束を回避するか」に議論の焦点が移行し、徐々に身体拘束積極派は減り、身体拘束削減派が増えていった。

いつの間にか、筆者がやむなく身体拘束の指示を出した患者について、看護師のほうから「先生、身体拘束やめましょう」と提案してくれるようになっていた。底をついた医師数も回復しつつある。気がつけば、変化は波となっていた。

記録に無駄な時間をかけず、患者さんのそばに行く時間を増やす

身体拘束最小化に効く理由

記録に時間をかけずに、患者さんと接する時間を増やし、身体拘束解除にエネルギーを傾ける。

　2012年に新棟に移転する際、電子カルテが導入され、行動制限の記録をどうするかについて議論を重ねました。医療安全や訴訟のリスクを考えると、細かい記載が必要となりますが、記録に時間が割かれると、患者さんとじっくり話をしたり、身体拘束を解除するためのかかわりの時間が削られてしまいます。

　そこで、これまでの記録に重複した内容がないか検討し、できるだけ整理しました。そして電子カルテ導入後は、身体拘束に関してはチェック項目をつくり、必要な内容を最小限の時間で記載できるよう工夫をしました。

　限られた時間の中で何を優先するのかを考えた時、記録に時間を割くよりも、できる限り患者さんのそばで寄り添い、身体拘束が解除できるよう時間をつくり出すことが大事だと考えたからです。

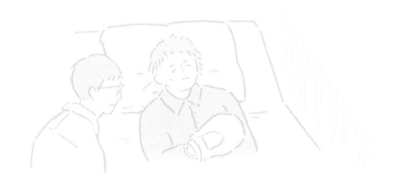

方法

14

救急・急性期病棟

入院時に鎮静・身体拘束ではなく、**会話をする**

身体拘束最小化に効く理由

治療開始時の鎮静・身体拘束が患者さんの医療者への不信につながる。

　2012年までは、入院時、特に夜間救急入院時には、「身体拘束と点滴治療」がセットで実施されていました。当時は、それが最善の治療だと考えていたからです。

　しかし、身体拘束最小化の指針が病院から出た後、この方法は大きく変化しました。医師・看護師共に身体拘束に頼らない治療をするにはどうしたらよいかを考えた時、まずしなければならないことは「患者さんと向き合う」ことでした。そして患者さんの精神症状を的確にアセスメントし、苦しみや困難さに真摯に向き合うことで、身体拘束をせずとも治療を開始することができるようになったのです。

治療の開始時に身体拘束しないことが、平均入院日数も下げる

　精神科の患者さんの中には、その病状から対人関係にトラブルを生じ、暴力行為もあって入院に至るケースが多々あります。このような状態で身体拘束を行うと、入院初期のラポール（良好な治療関係の構築）を妨げてしまうことになります。

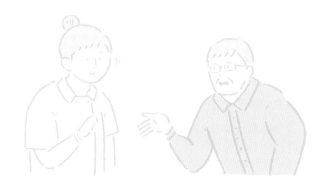

図1　松沢病院の1日あたり身体拘束数と退院患者の平均入院期間

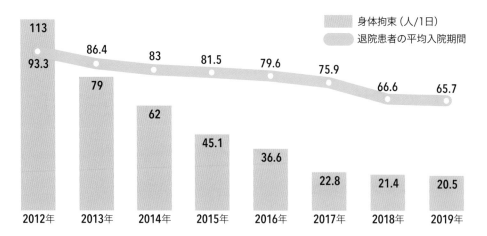

身体拘束をしないという治療のスタートは、患者－医療者の関係に重要な意味を
もたらします。

　また、入院時から身体拘束をせず自由度の高い環境で治療することで、早い段
階で本人、地域支援者、医療者間での情報共有が可能になります。それにより地
域移行へ向けて体制を整えることができ、結果的に地域生活の中断を最小限にし
ていくことができるのです。

　図1は、当院で、年々身体拘束が削減するのに伴い平均入院日数も減少して
いったことを示すデータです。

column3 （救急・急性期病棟）

一律から個別へ。とにかく会話を始めた

大場直樹（看護師）

「入院時の鎮静と身体拘束」をやめる。患者さんの声に耳を傾ける

　当院の医師が、夜間休日救急で入院した緊急措置入院例328名について
調査したところ、2012〜2016年の5年間で、入院時経静脈的鎮静が75％
から61％へ、身体拘束が66％から2％へと減少しています＊。2012年以
前は、不穏・興奮が顕著であったり暴力リスクが高い場合は、経静脈的鎮静
を実施したり身体拘束をして入院するケースがいかに多かったかがわかりま
す。

しかし、現在は違います。入院の必要性を理解してもらうために、医師から十分な説明を行います。加えて看護師からも繰り返し説明する場面が増え、患者さん本人の意思により入院となることが多くなりました。

看護師からは、「患者さんの訴えに耳を傾け、できることやできないことを判断し、対応している」「対話する場面が増えたことで、関係性が良好に保たれやすくなり、早期の回復につながっている」「患者サービスの向上を感じている」などの声が聞かれています。

しかし、入院に納得される患者さんばかりとは限りません。対応困難になった場合、不穏・興奮が顕著なまま患者さんが鎮静なしに入院してくることに、職員が不安や怖さを感じることも事実であり、対応策を考える必要があります。

一律対応から個別へ。とにかく会話を

以前は、保護室内で患者さんと対話が成り立つという確信がなく、対話は必要最小限にとどめ、患者さんが不穏になれば鎮静を行う、という対応でした。また、患者さんの要求に対しても、個別ではなく一律対応になりがちでした。

現在は丁寧に説明をする姿勢が医師、看護師共に見られるようになりました。鎮静する場面が減少し、その代わり患者さんに寄り添い、患者さんの声に耳を傾けることが多くなりました。

また、急性期でも早期に退院支援への取り組みを行い、外出や外泊に出る患者さんが増えてきています。さらに患者さんの生活の質を向上させるために、保護室内への持ち込み物品や間食なども含めて、個別性に沿った対応をすることが多くなっています。

患者さんとの良好な関係が築け、職員の負担も減った

毎日行動制限のカンファレンスを行い、職員で意見交換をする場面が増え、身体拘束に対する意識が変化し、身体拘束はやむを得ない場合の最終手段となっています。患者さんの話を聞き、良好な関係となることで、職員自身が身体的・心理的に負担を感じることが少なくなってきています。

ただ、それでもまだ隔離や身体拘束の処遇を繰り返し受けているケースも残っており、今後も行動制限を減少させるための工夫や努力が必要だと考えています。

＊江越正敏他：都立松沢病院におけるいわゆる精神科三次救急医療（緊急措置入院）の実態と変化．第 26 回日本精神科救急学会学術総会（2019 年 10 月）．

措置入院でも身体拘束が減り、 「やわらかな治療」へ

今井淳司(医師)

緊急措置入院での身体拘束は 66％ から 2％に減った

　2016 年に起きた相模原障害者施設殺傷事件を機に、緊急措置入院患者の医療実態を、身体拘束も含めて調べてみようという話になった。

　調査前は、より重症の緊急措置入院群では、身体拘束の減少は限定的なのではないかと予測していたが、結果は逆だった。緊急措置入院群の身体拘束の削減率は、約97％に達していた（66％あった身体拘束が2％へ）。病院全体の身体拘束の削減率約80％（20％から4％へ）を上回り、顕著な減少を示していた（p＜0.0001）。

緊急措置入院では入院時経静脈的鎮静率が減り、 経口服薬率が増えた

　興味深いことに、同時に調査した入院時経静脈的鎮静率も、75％から61％へと減少（p＜0.01）し、一方で経口服薬率（入院翌日まで）は8％から34％へと増加（p＜0.001）していた。より強制を伴わない治療法の選択が、現場で自発的に生まれていたのである。

　身体拘束削減は病院としての方針が明確に示されていたが、入院時経静脈的鎮静や経口服薬については、病院から特別指示が出ていたわけではなかった。これらの結果から、我々は身体拘束削減をはじめとした「やわらかな治療」は汎化するという仮説を立てている。

物品制限も最小化へ。「制限」「不便」による入院忌避をなくすために

　実際、近年の松沢病院における変化は身体拘束削減のみにとどまらない。ほぼ同時期に入院中の持ち込み物品制限の最小化にも取り組んだ。持ち込み物品の制限や病棟生活の不便さが、患者の精神医療への忌避感につながっている大きな要因の１つと思われたからである。

　現在では、救急病棟も含むすべての病棟で、明らかに不要かつ危険度の著しく高い、刃物、火気、ロープ・チェーン、ガラス・陶器、工具類以外は、

基本的な持ち込みを許可し、個別で制限を行うようになった。また、携帯電話などモバイル機器の病棟内使用も可能になった。

外来でも、自らの足で入院してくれる患者が増えた

さらに、そのような入院治療の変化は外来治療にまで波及した。

2014年には32.5％あった外来での入院時経静脈的鎮静率は、2019年には20％以下までに減少し、自らの足で入院してくれる患者が増えた。看護師や受付スタッフ、警備員の接遇向上や、外来にBGM（オルゴール）を流し穏やかな雰囲気づくりに努めた。医療側が丁寧に優しく接すれば接するほど、トラブルや患者の不穏は減っていった。

困ったら相談しよう、と思える病院へ

さまざまな試みの結果、「もう二度とかかわりたくない」という思いから、「困ったらまた相談しよう」と思える病院へと変わっていった。これまでは「症状増悪→身体拘束→トラウマ体験→退院後の医療中断→症状増悪（重症化）→身体拘束＋セキュリティ強化」という負のスパイラルが生まれていた。それが、「症状増悪→やわらかな治療→退院後の治療継続→早めの自発的入院→セキュリティ緩化」という正のスパイラルが実現できるようになった。

当院における身体拘束削減はさまざまな講演会やメディアに取り上げてもらえるようになった。大変ありがたいことである。しかし、我々は身体拘束削減そのものが目的ではないと考えている。「困ったらまたあの病院に相談しよう」と思える医療−患者関係の構築こそが最終目標であり、身体拘束削減は、あくまでそのための一手法に過ぎない。ただし、身体拘束削減は「やわらかな治療」を実現する起爆剤として機能する可能性はある。

慢性期病棟

重症化の前に自らの意思で
「休息入院」を選択してもらう

身体拘束最小化に効く理由

自分の意思で休息入院を選べば、身体拘束をする必要性が生まれない。回復も早く、早期に地域へ帰れる。

具合が悪い時に「入院しよう」と思える病院かどうか

　退院困難な患者には地域移行チームが付いて、地域へ帰る支援を行っています。チームの職種は退院調整看護師、精神保健福祉士、訪問看護師、精神看護専門看護師です。そして退院後は地域定着チーム (職種は状況により変則) が支援をしています。

　地域定着チームの介入の 1 つに、休息入院 (任意入院) の設定があります。以前であれば「入院は絶対に嫌です」と拒否していた方も、ここ数年は自らの意思で選択する入院 (任意入院) が増えています。おそらく「身体拘束をしない」という病院の方針が十分に伝わったためではと推測しています。

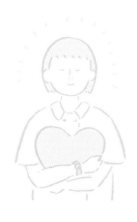

　患者さんの中には、長期入院や再入院を繰り返し、「入院＝身体拘束」という経験を持っている方も多くいます。この経験が、休息入院を拒否する理由だった可能性は否めません。

　各チームは「身体拘束をしない→二次的リスクが少ない→開放環境で治療開始→入院初期からの退院支援開始→早期退院→具合が悪くなれば休息入院へ」という良いループを目指しています（図2）。過去には休息入院を選択せず、非常に具合が悪くなってから再入院し、再び長期入院となっていたケースがありましたが、この良いループが平均入院日数の減少にもつながっています。

図2　身体拘束をしないことにより生じる良いループ

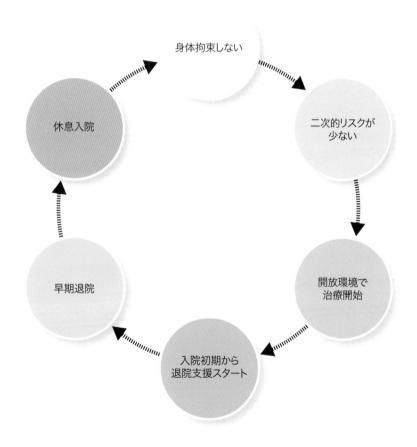

慢性期病棟
問題行動ではなく
「困っているサイン」と捉える

身体拘束最小化に効く理由

患者さんの行動を「困っているサイン」と捉えれば、身体拘束ではない別の方法が見つかる。

　慢性期病棟では長期入院の方が多く、数年単位で何らかの身体拘束（例えば夜間のベッド上胴拘束）が継続されていた患者さんもいました。中には患者さん自身もそれが当たり前になってしまい、夜の胴拘束がないと落ち着かないというようなホスピタリズムに陥っていたケースさえありました。そして職員は「この患者さんの解除は無理」と思い込んでいました。

　しかし身体拘束最小化の方針の中、解除困難と言われていた患者さんが1人、また1人と解除でき、現在では慢性期病棟で身体拘束されているのは0.1人（2018年4月度平均値）となっています。

　慢性期病棟で最小化していくために必要なことは、過去にとらわれず、あきらめないでチャレンジすることと、新しい視点を取り入れること、患者さんの行動を問題行動と捉えずに「困っているサイン」と捉えることです。

　さらに、転倒による重大事故への心配から身体拘束が外せないと考えることも多いと思いますが、そんなケースのためにスポンジ（緩衝材）を敷き詰めた部屋（104頁参照）を制作しました。これは、慢性期病棟の職員の創意工夫により生まれたアイデアです。

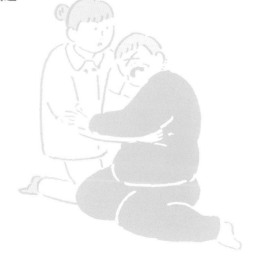

認知症病棟
QOL から考え、身体拘束せずにできる治療へと、工夫を極める

身体拘束最小化に効く理由

患者さんの QOL を最優先に考えることで、身体拘束をしない方法を職員全員で考える。

食べられない＝経管栄養・胃瘻・点滴ではなく、QOL から考える

　認知症高齢者の治療・ケアは、先述した"治療方針の壁"に大きく関係します。

　食事の時にむせ込みが続くからと経口摂取を諦め、経管栄養・胃瘻・中心静脈栄養を選択したり、排尿がないからとすぐに尿カテーテル留置をするといった対症療法的な治療が、それに伴う身体拘束を生み出します。そうではなく、患者さんの思い、年齢、家族状況、経済状況などを考慮したうえで、その治療が QOL の向上に向かうのか、患者さんの人生が豊かになるのかを考えて治療を選択する姿勢が必要です。

ぶれない方針。「できない」ではなく「やりましょう」

　認知症病棟は、2012 年に病院が身体拘束最小化の方針を打ち出した時にモデル病棟となり、真っ先に身体拘束最小化に向けて始動した病棟です。

　その頃の認知症病棟は 3 分の 1 近くの患者さんが身体拘束を受けていました。院長より 当該の医長・師長に「身体拘束最小化をする方針」が伝えられた時、師長は真っ先に「そんなことは無理です。どうやって患者さんの安全を守るんですか？」と言ったそうです。

その後何回も話し合いが重ねられ、師長はようやく納得しました。次は師長が職員へ方針を伝える番です。すると職員は、「そんなことは無理です。患者さんが転倒してしまいます」と声を上げたそうです。それでも粘り強く、さまざまな例を示しながら、「やれます」「やりましょう」「責任は上の立場の者が取るから」と説得し、身体拘束最小化へ向けて始動したのです。

「身体拘束をしない」同意書を作成。家族と協働していく

まず看護師が医師へ、「身体拘束をしないことによるメリット・デメリットを家族へ説明することが必要では」と提案をしました。そのようにして出来上がったのが、30頁で紹介した「身体拘束をしない」同意書です。同意書には以下のように書かれています。「身体拘束は、患者さんの生活の質を損ない、認知症の進行を早める恐れがあるため、生命に危険性の及ぶ緊急の場合を除いて当病棟では身体拘束は行いません。そのため、歩行中の転倒、ベッドや椅子からの転落による骨折事故が起こる可能性があります。病院としても可能な限りの事故防止策を講じ、職員も注意を払っておりますが、こうしたリスクについて、あらかじめご承知いただきたくお願い申し上げます」。

多くの病院では「○○のリスクがあるので身体拘束をすることがあります」という同意書に入院時に署名していただくことがほとんどだと思いますが、その逆です。入院時に個別性に応じてリスクの説明を行い、「身体拘束をしない」ことへの同意を得ることで、家族と協働した治療・ケアがスタートするのです。

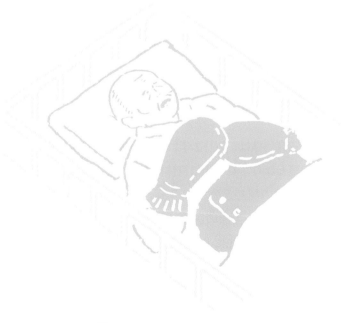

身体拘束患者全員をボードに書き出し 個別にアプローチ。患者さんの活動性を高める

　次にホワイトボードに身体拘束患者全員の氏名、拘束部位、拘束時間を書き出し、1人ずつアプローチしていきました。1人の解除が成功すると「次はこの人もいけそう！」と徐々に解除へ向けて正のサイクルに入っていきました。気づけば半年後には身体拘束はゼロになっていました。当時の職員に話を聞くと、「こんなに早くゼロが実現し、自分たちでも驚いた」と言っていました。

　解除するための介入として、日中はホール番制度を設け、1日じゅうホールで患者さんを専任で見守る役割を作りました。ホール番がいることで、日中ホールで過ごす患者さんの車椅子ベルトを解除することができました。また、ラジオ体操、嚥下体操など日々の生活の中で活動性を高め、生活リズムを取り戻すようにしました。特に排泄援助には力を入れました。できる限りトイレで排泄を行うことは、身体のリハビリになると同時に、患者さんの自尊心を保つことにつながりました。

　このようにして認知症病棟が短期間で身体拘束をゼロにしたことは、他病棟にも大きな影響を及ぼしました。

column5 　認知症病棟

方針が出た時には想像もつかなかった景色が目の前にあった

尾根田真由美（看護師長）

「安全を守るために必要な手段」と捉えていた

　2012年夏、「身体拘束は極力しない。特に認知症の患者に身体拘束は必要ない」との病院の方針が出た時、私は看護師長として認知症病棟に勤務していました。

　私の看護師としての背景を少し述べますと、一般科に勤務し、松沢病院へ異動後は、合併症病棟の内科系、外科系の経験を経て、認知症病棟の看護師長となり3年目となっていました。

　私の当時の認識は、身体拘束は「安全を守るために必要な手段」というもの

でした。「身体管理は命にかかわるのでルートトラブルがあってはならない」「入院中に転倒転落で二次損傷があってはならない」と考えていたのです。

　身体に関する治療が必要な場合、精神科の患者さんの多くは治療の必要性を理解することが困難なため、ベッド上で安静が保てず、ルート類に触れたり引っ張って抜いてしまいます。すると命にかかわる事態につながるという心配から、病棟全体がピリピリしていました。「抜かないと約束してくれたから」と患者さんの言葉を信じた結果、ルートトラブルが発生することもあり、「精神科の患者さんの約束は当てにならない」「安全のためには中途半端な拘束はかえって危ない」という認識でした。私自身も看護師長として、身体拘束解除も大事だが安全が優先、という考えでした。

　患者さんが転んだり尻もちをつくと、インシデントレポートの振り返りは「なぜ転ばせたのか」「今後転ばせないためにどうするのか」に焦点を当てた検討になります。現場は「転ばせない」「患者同士のトラブルは極力避ける」ことが最優先となっていました。そのことが悪かったというのではなく、当時の安全の常識がそうであったのです。当時は、夜間帯はほとんどの患者さんが転倒予防のために胴拘束をしており、夕食後の18時過ぎにはホールがシーンと静まりかえっていました。

　病棟看護師の中でも身体拘束解除に対する捉え方は分かれていました。検討の末に身体拘束を解除したとしても、尻もちをつくなどがあれば、転倒予防策として翌日には再度身体拘束となっていました。

　このような状況の中で、「身体拘束は極力しない。特に認知症の患者に身体拘束は必要ない」との病院の方針が出されたのです。それまで身体拘束は「安全を守るために必要な手段」と捉えていたため、身体拘束せずにどうやって安全を守るのか、患者同士のトラブルをどう防げるのか、足元のおぼつかない高齢の認知症患者さんが一斉に歩き出しあちこちで転んだらどうするのか、と恐ろしい光景しか浮かびませんでした。何から考え、手をつけていいのか全くわからず、途方に暮れました。

病棟職員からヒアリング。何が大事なのかを整理した

　職員も不安であったと思います。そこで、職員全員に取り組みの趣旨を伝え、ヒアリングを実施しました。そして病棟の看護師長としてこの課題に取り組むにあたり、大事なことを次のように整理しました。
- 患者さんの尊厳を守るための取り組みであること
- 安全を守ること

- 職員を守ること
- 職員全員にこの取り組みを理解し参画してもらうこと

1例ずつチャレンジ。身体拘束の状況を書き出し、可視化した

　まず初めに取り組んだことは、組織化です。主任を中心にQC活動 (43頁参照) として、病棟スタッフ全員が参画することとしました。患者全員の身体拘束を一斉に解除するのでなく、1例ずつチャレンジし、病棟全体の身体拘束の状況をホワイトボードに書き出すことで可視化し、自分たちが安全に看られる範囲を確認しながら進めました。

　また、職員の不安の声を尊重し、どうしたら不安を払拭できるか、安全にチャレンジできるかをみんなで検討し、迷った時のひと押しを看護師長が行い、責任の負担感を軽減しました。

身体拘束がゼロになった時、病棟は静かだった

　取り組みを始めて4か月ほどで身体拘束をしている患者さんはいなくなりました。最後の1人の身体拘束が解除できた時、病棟は静かでした。歓喜に沸くでもなく静かにその瞬間を共有しました。成し遂げた思い。同時に明日からもこの取り組みを続けていく決意。今までの常識を根底から覆した驚きと、自分の中の常識の変革。誰もが複雑な思いで、その瞬間を受け止めていたと思います。

　私自身が取り組み前の自分と全く異なる感覚を得ていました。過去の「安全のための身体拘束」とは何だったのだろう。患者さんをしっかりと観ることなく、自分の経験と価値観で患者さんの尊厳を踏みにじっていたのではないか。患者さんのためと言いながら、尊厳を貶めていたのは自分であったと衝撃を受けました。

　患者さんの生き生きした表情、よろめきながらも看護師と手をつなぎ歩く姿、とことん患者さんにつき合い、寄り添う看護師の姿。柔軟な看護の発想、アイデア、協力体制。取り組み前には当たり前に頼っていた身体拘束は「安全を守るために必要な手段」ではなくなりました。

　その年度の終わりに、病棟で使われなくなった身体拘束具やミトンをすべて集めてみました。大ワゴン2段にあふれる量でした。すると職員から「私たち、こんなものを使っていたんですね」「今は患者さんには使いたくないです」「もういらないのではないですか」という声が聞かれました。

　そして、4月から新しく迎える仲間への環境作りとして、身体拘束具を病

棟からなくしました。1組だけお守りとして、鍵のかかるロッカーにしまい、これを開ける時は「緊急性」「非代替性」「一時性」の3原則に照らし、やむを得ない事態が発生した時としました。

継続できている理由

方針が出た時には想像もつかなかった景色が目の前にありました。身体拘束をしないので、患者さんの訴えには安心するまでしっかりと向き合います。行動を予測し、先回りケアの声かけをします。患者さんの好きなこと、希望を汲み取り寄り添います。話はしなくても隣に座っているだけでいいのです。今、看護師はナースステーションにはほとんどおらず、多くの時間を患者さんのそばで過ごしています。

身体拘束をしない看護が継続できている理由を考えると、まずリーダーが目標を定めたらぶれないこと、そして職員を支援すること、トライ＆エラーでチャレンジすること、だと思います。

「身体拘束をしない」と決めると、看護師は患者さんをよく観察し、アセスメントする力を育みます。そして身体拘束せずにかかわると、何より患者さんの生き生きした姿、その人らしく過ごす姿に接することができ、やりがいを感じます。身体拘束による廃用性症候群が少ないので、誤嚥性肺炎や寝たきりによる褥瘡が予防でき、身体管理、食事介助などのケアが減ります。

チャレンジを通して、看護師は自分の成長が感じられ、看護のやりがいや喜びを再認識できます。どんなベテランでも新たな学びを経験できます。それらによって、「身体拘束しない」看護は私たちの風土として当たり前に根づいているのです。

column6 同意書

認知症病棟にならい、
精神科救急病棟でも
「身体拘束をしない同意書」を導入

今井淳司(医師)

100％の安全などないということ

　身体拘束削減の過程で、真っ先に身体拘束が減っていったのは認知症病棟だった。転倒に対する手当ても、より問題が切実な認知症病棟でさまざまなノウハウが進化した。「身体拘束をしない同意書」の使用も、まず認知症病棟で始まっていた。

　私が精神科救急病棟の病棟長となった時、転倒のおそれを理由にした身体拘束はいまだ多く行われていた。その背景には、患者のためという思いもあっただろうが、医療者側の防衛的心理(転倒の責任を負いたくない)も強かったように思う。「転倒したら家族から責められるのではないか」「上司から咎められるのではないか」。医療者も人間ゆえ無理もない不安だ。実際、身体拘束削減の過程で、転倒した患者に関して、家族からの「身体拘束してくれればよかったのに」という声もあった。一方、不安は人を防衛的にする。医療行為に100％の安全などなく、医療者のアセスメントは保守的となりやすい。

　医療者の不安を理由に身体拘束をし始めたらキリがなくなってしまう。

　そのような病棟スタッフの不安を緩和するため、「身体拘束をしない同意書」を認知症病棟から入手し、精神科救急病棟でも使えるよう文面を改変し、使用を開始した。同意書に法的な効力などない。家族が同意していたからといって、医療側の過失が大きければ責任を問われるだろう。ゆえに、同意書があれば観察や対策を怠ったりできるといったものでは決してない。他方、同意書は医療者側の不安を大きく低減させ、家族も我々の方針を支持してくれているという安心感のもと、正しいと信じる医療を行う自信を高めた。

治療共同体が形成された確認としての同意書

　身体拘束をしない同意書を用いる最大の目的は、家族への丁寧な説明を行う際の補助ツールとしての機能である。身体拘束によるさまざまな「不利

益」や患者の「尊厳」のために身体拘束をしないのだという説明は、患者を人として扱うという姿勢の再確認の作業でもある。医療者側は何のために医療をやっているのかという根源的問題に立ち返り、家族は病前の患者の姿を思い出し、本人にとって何が最良なのかを改めて考える。最終的な署名の段階は、患者本人を中心に、家族、医療者による治療共同体が形成されたことを確認する儀式のようなものである。

そのような我々の姿勢が家族にも伝わるのだろう。少なくとも筆者がこの同意書を用いて説明を行い同意を拒否した家族は一例もなかった。また、このような治療共同体が形成されれば、非身体拘束によるトラブルが何かあったとしても理解が得られやすく、二次的に訴訟リスクは低減するというメリットはあるが、あくまで副次的なものと考えておく必要がある。

退院後の患者と家族のかかわりをも変える

さらに、このような説明の過程は、退院後の患者への家族のかかわりの姿勢をも変える可能性がある。治療は入院だけでは完結しない。元より患者を尊重する家族は改めて、患者の介護に疲弊していた家族は新たに、介護側や医療側の事情を押しつけるのではなく、本人にとって何が一番の幸福かを考えることの重要性への気づきが促される。説明を通して、介護する家族の迷いや心理的葛藤が緩和され、退院後の家族の姿勢が変われば、患者が受ける利益は最大化する。

方法
18

身体合併症病棟
身体治療においても
精神科医が早期に介入する

身体拘束最小化に効く理由

身体科医・精神科医を含めた医療チーム全体で考えることで、患者さんにとって何が優先されるのかが見えてくる。

　身体合併症患者の治療では、2012 年までは、どちらかというと身体科医の治療方針が優先されていましたが、現在は「精神科医と身体科医が連携」し、入院した時から患者さんの精神症状に合わせた治療を行っています。

　例えば、点滴は 24 時間持続ありきではなく、日中だけの留置とすれば、日中は職員が見守ることで身体拘束なしで過ごすことが可能となります。また、術後の早期離床、食事・リハビリの早期開始を進めることで、身体拘束が必要となるルート類を早くなくすことに尽力しました。

　さらに、退院後の生活を見据え、精神保健福祉士や家族と協力して早期から準備を進めるようになりました。例えばインスリン自己注射が必要なケースでも、在宅で一人暮らしで自己注射が困難であると判断した場合は、それに替わる治療

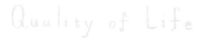
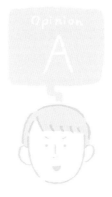
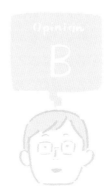

方法を選択するか、社会資源を導入する、といった形です。早期から精神科医が介入することで、患者さんの QOL を最大限に高めるための治療へと切り替わりました。

内科医が考える身体合併症治療と身体拘束

犬尾英里子(医師)

精神科と身体を治療する科の違い

　精神科における身体拘束と、身体を治療する諸科（以下、身体科）での身体拘束の違いは、法令根拠の有無、身体拘束に対する医師の考え方であろう。

　精神科での身体拘束は、精神保健福祉法に定められ、実施するにあたり根拠規程がある。医師による頻回の診察、1 時間に 4 回以上の観察記録、必要性の検討を医師を含む医療チームで行うなどさまざまな手続きが必要で、病院に対しても行動制限最小化委員会を設置し、可能な限り身体拘束をしないための検討を行うことが義務づけられている。一方身体科（一般病床）には身体拘束に対する法令規程はない。

身体拘束するメリットがデメリットを上回る身体科の例

　身体科では、例えば心筋梗塞のインターベンション治療の場合、無事にインターベンションが終了した後、術後観察のためにカテーテルを入れたまま CCU で下肢拘束を行うことは一般的である。身体拘束をせずに患者が足を動かし、何かの拍子に「カテーテルが抜けてしまった」ら合併症である致死的不整脈に対する緊急治療ができず、命にかかわる大きな不利益を被るのは患者側だ。そこでの身体拘束は一時的であり、治療を完遂し、早い回復を期待して行うため、患者や家族が拒否することはほとんどない。身体拘束を受けても治療効果を享受できるメリットのほうが大きいことが明白だからだ。医師側も命を助ける治療のための身体拘束は当然「すべきもの」と考え、身体拘束をするかどうかの判断を躊躇することはない。

　このように身体科の医師にとっては身体拘束実施への心理的ハードルが低い。スタッフ全員が、身体拘束に伴う合併症について学ぶ機会も少なく、代替手段を検討して少しでも身体拘束を減らそうという職場の空気を作りにく

い。一般科病院、精神科病院双方に内科医として勤務した経験から、筆者はそのように感じている。

コミュニケーションを取り、身体拘束最小化を共に目指せるようになった

当院では、2012年より「身体拘束に頼らない精神科医療」の取り組みにより、病院全体で身体拘束を14.7%から3.2%に減少させた。だが、各病棟でさまざまな工夫をしても、身体拘束をせざるを得ない患者の多くは、身体合併症治療事由である。

それでも身体合併症病棟では、精神科医が積極的にかかわることになった結果、身体拘束は減少した。精神科医が身体科医とコミュニケーションを取ることにより、双方の科がそれぞれの治療を行いやすくなった結果だと言える。

例えば、統合失調症で長く精神科病院に入院中の患者が肺炎を発症し、重症化したため治療依頼を受けて当院に転院してきた場合を例にする。身体合併症が重症であるほどもともと服薬している精神科薬の影響を強く受け、容易に過鎮静状態になるが、精神科医が介入することで、状態に合った適切な精神科薬量の調整ができ、身体治療が容易になった。肺炎治療の酸素投与には、酸素マスクの装着、抗生剤投与のための末梢点滴が必要だ。患者がそれらを外さないために身体拘束をせざるを得ない場合も多いが、効果的な治療を行うことで可能な限り短期間で治療を終え、身体拘束を必要最小限にとどめることが可能になった。

一方で、「身体拘束をしない」ことを目標とするあまりに、患者にとって医学的な不利益や過小医療があってはならない。そのためには治療の先の「共通のゴール」を、精神科主治医、身体科主治医、看護師、ソーシャルワーカー、時に理学療法士、薬剤師、管理栄養士で共有することが欠かせない。

QOLから考える認知症病棟での身体治療

当院の認知症病棟へ入院する認知症患者の目的は、大きく次のように分けられる。①認知症の評価目的、②BPSD（周辺症状）で生活が困難になったための治療目的、③進行した認知症に併発した身体合併症の治療目的、である。

①と②は精神科治療が中心となるが、③は、例えば誤嚥性肺炎、慢性心不全の増悪など、身体治療が中心となる。

進行した認知症患者の多くは高齢で、もともと高血圧、糖尿病、腎障害などの長い罹患歴を持ち、また自立した生活が困難で、認知症の進行とともに生じる身体機能低下、すなわち歩行障害や嚥下障害が出現しており、仮に身

体合併症がなくても認知症の進行状態から、予後が数か月、あるいは数年程度と限られている患者も多い。

　身体合併症治療を選択するにあたり、「残された日々をどのように過ごすか」「退院後の生活の場がどこになるか」を考慮することで、治療内容は大きく変わり得る。医学的に正しい医療が必ずしも患者にとって良い医療とは言えない場合もあるからだ。

　例えば、「経口摂取が困難になったので治療してほしい」と入院した認知症患者の場合を例にする。

　認知症の進行に伴う嚥下障害が理由で経口摂取が困難になった場合、食事の形態を変更したり、介助の仕方を工夫したり、嚥下機能を客観的に評価するなどいろいろ試しても、なお嚥下困難のために経口摂取ができない場合がある。「栄養」という観点からは、経腸・経静脈栄養により必要な栄養を投与する治療方法は確立されており、治療は可能だ。しかしそれを実施すれば、管を自己抜管してしまわないよう身体拘束が必要になる場合がある。こうなると、最期まで、あるいは動けなくなるまで身体拘束になる。

　これは医学的には決して誤った治療ではない。だが、それは患者にとって望ましい治療選択だろうか。人は誰でも、死ぬ瞬間まで縛られるなど望まないはずだ。

　もちろん筆者は経管栄養を否定するものではない。けれども治療とは、「それにより得られる生活の質の維持・向上」を最大限に配慮したものでなければならない。この医療の原点を常に念頭に置き、医療者は患者と治療に向き合わなければならないと思う。

その治療を施すことで患者の「生活の質」はどうなるかを考えること

　当院の認知症病棟では、進行した認知症患者の身体合併症治療を行う際に、患者、家族、精神科主治医、身体科主治医、看護師、ソーシャルワーカーと共に治療内容を決定するよう取り組んでいる。特に完治が望めないと判断できる場合は、1つの基準として、本人にとって苦痛を伴う治療（身体拘束を含めて）をできるだけ行わない方針を選択する。

　例えば感染症治療で使用する抗生剤の点滴も、可能なら1日1回投与で済むものを選択する。効果は少し劣っても経口抗生剤を使用する。補液は日中のみとし持続点滴はしない、といった形である。

　認知症患者の家族の多くは、認知症に伴う身体変化に関する理解が十分ではない。認知症の進行により身体機能が低下していて、これが不可逆的で治

らないものであることを丁寧に説明したうえで、治療の選択肢を説明し、「残された時間をどう過ごしていただきたいか」と質問すると、多くの場合、「穏やかな最期を迎えさせたい」「最期まで縛られているのを見るのは忍びない」という返答が得られる。中には「最期まであらゆる医療を施してほしい」と願う家族もいるが、稀である。

正解はない。毎回最適を手探りしていく

最期の期間に、点滴を含めた侵襲的治療を一切せず、患者本人の苦痛・不安を取り除き、家族への傾聴を十分に行う、そんな穏やかな緩和ケアが実現されることもある。

そんな時に医療処置をしないと、「何もしていないのではないか」と不安になるのはむしろ医療者側である。不安をかかえたまま治療や看護にあたることがないよう、担当医療者間で意見交換をしたり、方針を確認することが適宜必要である。現場から意見を言いやすい環境を整えるのも重要であろう。

精神科病院における身体合併症治療では、正解はない、と筆者は考えている。内科医としては患者の置かれている状況に合った医学的な専門知識を提供し、患者や家族が治療選択をしやすいように配慮すること、あるいは判断が困難な場合はそれをサポートするような立場でかかわることが大切だと思いながら、日々診療にあたっている。

column 8 　身体合併症病棟

精神科医が考える身体合併症治療と身体拘束

井藤佳恵（医師）

「身体拘束ゼロ」を優先して治療拒否する病院。これは本末転倒

身体拘束をせずに医療を提供したい、そう誰もが考えている。一方で、「身体拘束ゼロ」というわかりやすい標語には落とし穴がある。

「当院は身体拘束をしない方針なので点滴ができません」と、他院から生命にかかわる脱水状態で患者が転院してくる。あるいは「当院は身体拘束が必要な患者は入院できません」と、転院依頼が来る。

医療機関の第一の使命は医療を提供することである。医療を必要とする人を受け入れ必要な医療を提供することよりも、「身体拘束ゼロ」が優先され

る時、身体拘束最小化はもはや患者のためのものではない。

身体拘束の減少は、最適な医療の「結果」として起こるもの

当院の身体合併症病棟群では身体拘束最小化を独立の課題としていない。臨床とは、あるべき医療・看護について考え実践する地道な努力の連続である。結果として起こる変化の1つに身体拘束の減少があり、かつて60%を超えていた身体合併症病棟の身体拘束率は、2017年以降16〜20%で推移している。

身体拘束が必要であると判断する時に、「いつまで」という目途が要る。目途を持つためには、治療の過程とゴールを共有するための、まずは本人との、そして医療チーム内の対話が欠かせない。対話とは相互理解であり、対話を通して医療は変わり、身体拘束のあり方も変わり得る。

急性期をどう乗り切るか

身体拘束が必要とされる背景に、「その医療を受ける意味」を理解することを難しくさせている精神症状がある。苦痛や不自由があっても医療行為を受けるためには、治療に対する理解が欠かせない。

身体疾患、精神疾患それぞれに急性期と慢性期があり、精神科医は、急性期の精神症状、例えば精神運動興奮や昏迷状態から可能な限りすみやかに回復できるよう努め、「その医療を受ける意味」を患者自身が理解し治療に参加できるよう助力することがまず必要である。

身体疾患の急性期は、その事態を生きて乗り切ることが最優先の課題となり、点滴針やドレーンを抜かれるリスクを取っている余裕はない。こういった時期の医療を患者の自己責任にあずけることが必ずしも倫理的なのかも疑問に思う。急性期の症状が緩和される時期が身体拘束を解除する時期である。

医療チーム内の対話で、急性期治療期間を短縮

一方で、身体治療のために行う身体拘束が、身体治療の妨げになる、という状況がある。

例えば誤嚥性肺炎の治療において、点滴ルートの維持のために体幹と上肢を拘束すると、顎が上がった姿勢になりやすい。その姿勢は不顕性誤嚥を招き、肺炎の治療が遷延する。身体拘束期間が長引くうちに、次第に頸部が後傾した姿勢で固定され、肺炎の治療にはますます不利になる。

精神科医は、抗精神病薬の調整や抗パーキンソン病薬の併用により、頸部

の筋緊張の緩和と嚥下障害の改善を考える。看護師に、環境調整、末梢ルートの確保がいつまでできそうか、顎を引く姿勢が取れないかを相談する。

　栄養の改善は治療に有利に働くので、経鼻経管栄養が検討される。しかしながら、経鼻胃管を留置すると、身体拘束の解除が難しくなる。だから内科医に、向精神薬の調整による嚥下機能の回復見込みを伝え、経鼻胃管の挿入を1週間待ってもらえないかと相談する。

　このような医療チーム内の対話によって急性期治療が進み、治療期間を短縮することが可能になる。そして急性期を乗り切り、慢性の病態に移行した時に、課題は、その状態からいかに元の生活に戻っていくかということに変わる。急性期治療にかかる期間を可能な限り短縮してADLを維持することが、退院先の選択肢を増やすことにつながる。

必要なのは医療方針。チーム全体で話し合う必要がある

　進行した認知症をかかえる方の終末期医療のように、死に向かっていく大きな流れをもう止められない状況もある。そんな時も、1日でも長く生きることを優先して、たとえそのために身体拘束を継続することになっても経鼻胃管栄養を行うのか。あるいは、本人の苦痛ができるだけ少ないことを優先して、身体拘束が必要となる医療行為は行わず、老衰に近い経過で看取るのか。何を優先にした医療方針を取るのかをチーム全体で考えなければならない。

患者にとっては「身体拘束ゼロ」が当たり前である、ということ

　そして最後に。身体拘束最小化ということで私たちは何か良いことをしている気になる。それは私たちが身体拘束があることを出発点にしているからであって、そもそも患者は身体拘束をされることなど前提にしていない。「身体拘束ゼロ」は患者にとっては当たり前のことに過ぎないというこの大きな認識のズレを自覚するべきであろう。

終末期医療

死は負けではない。治療は、本人・家族・医療者の考えをすり合わせてから

身体拘束最小化に効く理由

QOL の視点が抜け落ちると、身体的治療が先行し、結果的に長期の身体拘束を生み出す。

　超高齢多発社会においてどのような終末期医療が求められるのかが社会問題になっています。それは精神科医療においても例外ではありません。特に精神科では、患者さんの意思表示が難しいケースや、家族がいないケースもあり、私たち職員が患者さんの代弁者となることが多くあります。患者さんが人生の最期に何を望んでいるのかを考えて、治療・ケアを決めていきたいものです。

　これまで終末期医療では、"いかに長く生きるか"ばかりに注目し、"いかに死ぬか"という視点が抜け落ちてきたように思います。"死"は負けなのでしょうか。さらに、終末期において家族へ治療方針を説明する時、"できる限り"という表現が使われますが、その言葉は多義的です。「できる限り処置をする」「できる限り生命を延ばす」と、「できる限り安らかに」とでは、治療・ケアの方向性は

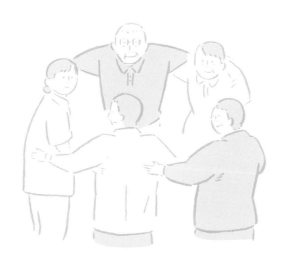

異なることが多々あります。その部分を本人や家族に丁寧に説明し、医療者の考えと齟齬がないようにしたうえで治療にあたる必要があります。

　終末期医療については、私たち1人1人が、患者さんの最期をどう看取るのかについて真剣に考えていく必要があります。「自分だったら、自分の家族だったら、縛られたまま最期を迎えたいですか？」という問いかけを常に胸に抱いて、治療・ケアにあたることが必要なのです。

column9 　終末期医療

一度治療を始めてしまったら後戻りはできない。だから入口が大事なのだ。

中田信枝（精神科認定看護師）

両上肢拘束が1年以上続いていた90代の患者さん

　当院が2012年から身体拘束最小化の動きを開始する前に経験したケースの話です。

　統合失調症で、当院への入院歴が20年という90代の男性が、終末期を迎えようとしていました。若い頃から入退院を繰り返し、家族とは音信不通、本人との意思疎通は取れない状況でした。

　誤嚥性肺炎を繰り返し、今後経口摂取は困難という判断で、1年以上前に中心静脈栄養が開始され、両上肢拘束がなされていました。当時のスタッフが何度か拘束解除を試みたようですが、ルートを触ってしまうことがあり、自己抜去のリスクが高いということで、拘束が1年以上続いていました。

　行動制限最小化委員会メンバーで、どうすれば拘束を解除することができるか議論を行いましたが、誤嚥性肺炎を繰り返しているうえに、長期にわたる拘束で全身の筋力が落ちている患者さんが、今後経口摂取に戻り栄養を保持することは困難と思われました。かといって、この状態で拘束を外し、万が一中心静脈栄養を自己抜去された場合、生命の危機に至ります。拘束解除の方向性が見えなくなったその時、ある委員がこう言いました。

　「この患者さんは今、こんなふうに縛られながら治療されることを望んでいるのだろうか。毎日同じ天井を見て、時間がくるとオムツを交換され、身体の向きを変えられる……。患者さんが経口摂取できなくなった時、"生きるためには中心静脈栄養が必要"と、担当した医療者たちは判断し、最善の

策として治療を開始したのかもしれない。けれども結局、それが患者さんのためになっているだろうか。このケースが我々に教えているのは、治療を開始する入口でもっと考えなければいけない、っていうことなんだ。一度治療を開始してしまったら後戻りできないことがたくさんある。我々はもっと、治療を開始する前に悩まないといけないんだ……」

　本当にその通りです。患者さんの治療開始後の生活がどうなるのかを十分に検討せずに、対症療法的に「やれる医療をやる」という思いで我々が突き進むと、それは患者さんの人生の質を損ない、誰も望まない結果を招くことがあります。

　そうした経験からの反省と学びを活かして、現在、当院では患者さんのQOLを第一に考えた治療が行われるようになりました。患者さんのQOLを左右するような治療を選択せざるを得ない時は、患者さん・家族・医療者とで十分な話し合いを行います。患者さんの意思が確認できない時は、多職種で話し合い、場合によっては院内の倫理委員会にかけたうえで治療を決定しています。

不安や気持ちの壁を
どう乗り越えるか

方法

20

まずは1人からやってみて
小さな成功体験を積み重ねる

身体拘束最小化に効く理由

患者さんの笑顔が職員を笑顔にし、ケアのやりがいへとつながり、次へとチャレンジできる。

　ここまで、たくさんの方法を紹介してきましたが、各施設によって状況が異なるため、「そうはいっても、うちの病棟では無理かなぁ……」と思っている方もいらっしゃると思います。最小化したいという気持ちがあっても、病棟全体の空気が解除へ向かわない時は、無理は禁物です。そんな時は、まず1人の最小化から始めてみましょう。1時間が無理なら10分でもいいですから身体拘束時間を減らすことから始めてみてはどうでしょうか。そして、小さな成功体験を職員で共有しましょう。

　最小化が進むと、患者さんの笑顔が増えます。すると職員の笑顔も増えます。小さな成功体験を積み重ねていくことで、悪循環から好循環へと変化していき、ケアのやりがいへとつながっていきます。

　身体拘束最小化の鍵は"成功体験"です。

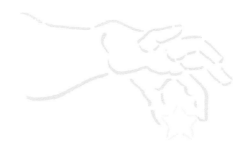

最小化できない理由を探さない

身体拘束最小化に効く理由

最小化できない理由はいくらでもある。人や物があっても身体拘束はなくならない。職員の倫理観が何よりも大切。

　身体拘束最小化に取り組み始めると、さまざまな壁にぶつかります。そして、最小化が進まない理由を探し、言い訳をしてしまいがちです。例えば「うちの入院患者は重症だから」「医師・看護師が足りないから」「週末は、主治医がいないから」「家族が転倒させないでと言うから」「物品が足りないから」「私の勤務の時は転倒しないでほしいから」……など。

　しかし、全国には身体拘束を実施していない病院・病棟があります。話を聞いてみると、そこは当院と比べても人や物が足りているわけではなかったのです。

　人や物があっても身体拘束はなくなりません。人や物がなくても、「患者さんにどう生活してほしいのか」「私たちがどういった医療・看護をしたいのか」という職員1人1人の倫理観が大切なのです。身体拘束最小化に必要なのは、人でも物でも法律でもありません。"患者さんを思う気持ち"が基本となるのです。

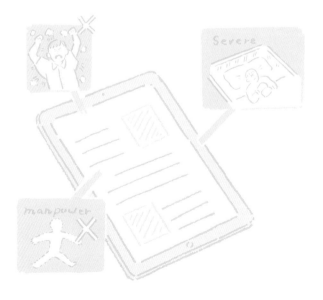

方 法

22

「手間暇はかかるもの」と腹をくくる

身体拘束最小化に効く理由

効率性を求めたら最小化はできない。なぜなら、最小化は個別性に応じた医療・ケアだから。

　2011年当時、行動制限最小化委員長であった医師が、院内研修会の際に「最小化は手間暇をかけなければできないんですよ」と言った瞬間が、今でも昨日のことのように思い出されます。その頃はまだまだ最小化が進まず、どうしたら削減することができるのかが全く見えない時期でした。委員会から削減するための提案をしてみるものの、臨床では「そんなこと、人手がない、時間がない……」と受け入れられず、効率的に行かないことに悩んでいました。

　そんな時に、先ほどの発言を聞き、ふっと肩の荷が下りていく感じがし、"そうなんだ、手間暇をかけることが大切なんだ"と納得しました。それは効率性を求めていたから最小化が進まなかったことに気づいた瞬間でもありました。

　あれから7年が経過し、先日ある学会で阿保順子先生（北海道医療大学特任教授）の講演を聞いた時、同じ言葉が出てきました。それは「看護は、非侵入的・非侵襲的・非効率的な（手間暇かける）ものである。―（略）―"考える"ことをスルーして、マニュアル通りに動くことが医療者の仕事の仕方になってはいないか。医療は、人間の命を救い安寧をもたらすものであって、命を奪ったり傷つけるものではない」という言葉でした。

　当院での困難事例をどう解除してきたかを振り返っても、どれ1つとして同じ解決方法はありませんでした。職員が患者さんのことを思い、丁寧にアセスメントし、手間暇かけてきたからこそ、解除に至ったのです。そして解除によって職員は達成感を得て、看護のやりがいを取り戻すことにもつながったのです。

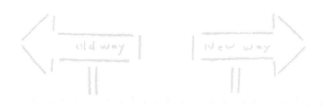

患者さんに対して抱いている「不安」「恐怖」「偏見」を自覚する

身体拘束最小化に効く理由

偏見こそが最大の拘束具。「理解したつもり」になると、自分たちの治療・ケアを正当化してしまう危険がある。

100年以上前に当院の院長だった呉秀三が拘束具を全て焼却し撤廃したにもかかわらず、100年以上経ち、1日130人以上に身体拘束を実施していたという事実を重く受け止めねばなりません。なぜ、私たちは身体拘束を繰り返すのでしょうか。

その根底には、私たちが患者さんに対して抱いている「不安」「恐怖」「危険」「偏見」があることを自覚しなければなりません。そして、そのことに常に向き合う必要があります。

患者さんを守るための身体拘束と言いつつ、実は自分たちを守るため、自分たちの安心感のための身体拘束になっていないでしょうか。当院の現院長である齋藤正彦は、「精神疾患に対する私たちの恐れや偏見は決して過去のものではない。そうした偏見こそが、目に見えない最大の拘束具なのだ」と言っています。

また、私たちは、精神科医療に携わる中で、患者さんを理解したつもりになっていないでしょうか。患者さんの悲しみや苦悩をわかったつもりになっていないでしょうか。そうだとしたらそれはとても危険なことかもしれません。なぜなら、理解したつもり、わかったつもりになることで、自分たちが行っている治療・ケアを正当化してしまうからです。その行きつく先が、「身体拘束は患者さんのため」という、医療者中心の考え方につながっていくのかもしれません。

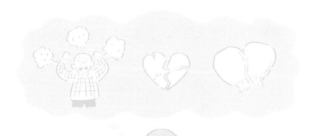

方法

24

「最小化」を目標にするのではなく、あくまで「**患者さんの QOL の向上**」を目指す

身体拘束最小化に効く理由

最小化を目標にすると疲弊する。QOL の向上を目標にすれば、不要な身体拘束はなくなる。

　日々、「身体拘束最小化」が叫ばれていますが、皆さんの病院では最小化することが目的になっていませんか？　最小化することが目的になってしまうと、職員は疲弊するばかりです。

　治療・ケアの目的は身体拘束の数を減らすことではなく、患者さんの QOL の向上であり、患者さんが幸せになることです。患者さんがどこへ退院するのか、患者さんにどう生きてほしいのか、患者さんのターミナルをどう支えようと考えているのか……。そのことを中心に考え、治療・ケアを行っていけば、不要な身体拘束はなくなっていきます（逆を言えば、患者さんの人生にとって必要だと判断したならば、身体拘束が必要になる時もあるのです）。皆さんは、患者さんの人生の目標を見据えた治療・ケアができていますか？

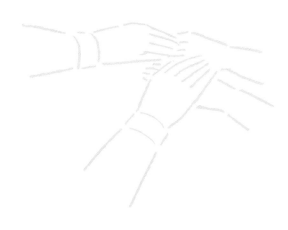

悩み続ける姿勢、
あきらめない姿勢でいく

身体拘束最小化に効く理由

身体拘束最小化の過程では、さまざまな迷いが生じる。"何"を大切にしているのかを自分に問うことで、もう一度原点に戻れる。

最後になりました。身体拘束最小化を継続していくためには、常に悩み続け、あきらめない姿勢が必要です。また、臨床においてはさまざまな場面で身体拘束すべきかどうか迷いが生じると思います。

身体拘束最小化に迷いが生じたら……ぜひ考えてください。

「拘束しなければできない治療」とは何なのでしょうか？

「拘束しなければできないケア」とは何なのでしょうか？

その治療・ケアは、

「患者さんの QOL の向上」につながっているでしょうか？

「患者さんの幸福」につながっているでしょうか？

身体拘束最小化に迷いが生じたら……もう一度自分自身に問いかけてください。

「自分は……患者さんの "何" を大切にしているの？」

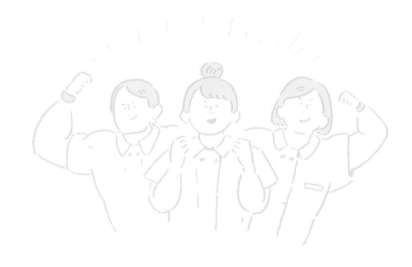

一緒に進んで
いきましょう

　2章でご紹介した方法は、当院での日々の実践を振り返り、まとめたものです。

　今思い返すと、ここまで来るには、職員の多くが悩み、意見を交わし、知恵を出し合いました。時には対立し、膠着化したこともありました。しかし、身体拘束最小化を続けていくと、患者さんのADLだけでなく精神症状も回復し、患者さん、家族の笑顔が増えていき、職員の笑顔にもつながっていきました。なぜなら患者さんのためにしていることが、実は私たち自身が"ケアとは何か、さらに精神医療とは何か"を問い直し、看護のやりがいを取り戻すことにつながっていたからです。

　身体拘束最小化を実践し続けることは容易ではありません。だからこそ、私たちは前述した3つの壁に向かって日々努力するしかありません。

　この内容が少しでも皆さまのお役に立てることを願っています。これからも皆さんと一緒に悩みながら、一歩一歩進んでいきたいと考えています！

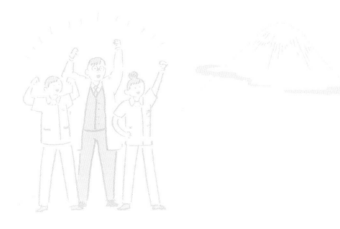

2章　引用・参考文献
＊齋藤正彦：松沢病院の身体拘束最小化の取り組み．日精協誌，37（12），2018.
＊中田信枝：増え続ける身体拘束に歯止めを！．精神看護，20（5）：408-427，2017.
＊竹田壽子：法律に基づく身体拘束について—精神科病棟の拘束を通して看護場面の身体拘束を考える端緒として．共創福祉，10（1），2015.
＊下山朋洋：松沢病院通信，Vol.46，2016.
＊吉岡充，田中とも江：縛らない看護．医学書院，1999.
＊阿保順子：拘束と医療．精神医療，45（92）：003-007，2018.

3章

こんな工夫と考え方で
身体拘束を外せた
15の事例

この章では、事例をもとに解説します。
改革以前であれば安全のために拘束を外すことなど
考えられなかった、
困難事例と言われる患者さんたちです。
どうやって拘束を外すことができたのか、
あるいはどのように拘束せずに医療を完結できたのか、
その具体的な手法や工夫を紹介します。

長期入院中の統合失調症の男性。
問題行動、興奮、転倒の心配から、
長期間拘束が外せなかった事例

このようにかかわった

安全第一の考えを捨て、まずは身体拘束を解除。
転んでも重大事象を回避できる環境にした。

［患者紹介］A 氏、50 代、男性、統合失調症

［現病歴］20 代で発症し、10 年ほど入退院を繰り返していたが、その後は症状が軽快せず、入院継続となった。入院中に脳出血を罹患し、それまでの症状（保護室でのドア蹴り、意味不明な奇声、弄便、食便、放尿、盗食、多飲水）に加え、意思疎通が難しく、時折興奮し怒声を上げるようになった。そのため 1 日の長い時間を身体拘束にて対応するようになっていた。

入院中の経過

　転倒・暴力リスクがあり、不穏興奮を理由に体幹と上肢拘束を行っていた。看護師がベッドサイドで見守りつつ午前午後 30 分ずつ拘束を解除する時間を設けていた。拘束を解除している間に歩くことを促しても、ほとんどベッド上で過ごしていた。食事をかき込むように食べており、誤嚥を防ぐために食事は看護師が介助していた。オムツを使用していたが、排泄後にオムツを外してしまい、周囲を汚染することがたびたびあった。排便コントロールができず浣腸が必要であったが、抵抗が激しく看護師が複数で対応しなければならなかった。ケアを行う時に、看護師に怒声を上げる、蹴る、唾を吐くことがあった。家族面会時は追い払うしぐさを続け、受け入れなかった。

身体拘束をしないための方策

「歩く限りは転倒を完全に防ぐことはできない」と職員が認識を改める

　長期入院の患者さんには、今まで蓄積した情報を活用できる利点がある一方

で、固定観念から今の状態を十分にアセスメントしきれない場合がある。ある時、担当していた病棟医から「拘束解除できませんか？」と言われたことをきっかけに、行動制限を見直すこととなった。

A氏には転倒による脳出血や骨折の既往があるため、看護師は安全確保が一番重要と考えていた。しかしA氏の歩行状態から考えて、歩く限りは転倒を完全に防ぐのは不可能であった。医師と看護師で話し合い、「たとえ転倒したとしても重症化しなければよいのではないか」という考えに至った。そして床、壁、室内の備品すべてに安全対策を施すことにした。

床にマットを敷き、備品にクッションパッドを貼る

まず床にマットを敷くことにした。それはずれたり動いたりせず、失禁などの汚染時は洗えるものである必要があった。施設担当者と相談し、院内にあるウレタンマットを再利用することで実現できた。

壁や突起物、ベッド柵には、病棟内のホールやトイレなどの突起物へのガードとして使用していたクッションパッドを貼った。

また、ポータブルトイレを室内に設置し、オムツではなくそこで排泄してもらうことを目指した。なお、これまでA氏はオムツ代が毎月1〜3万円かかっていたが、ADLが向上しポータブルトイレでの排泄ができるようになれば、オムツ代が浮き、A氏が希望するおやつ代などに充当できると考えた。家族に拘束解除の取り組みを説明する際にこの点をつけ加えたところ、快く了承が得られた。

結果

拘束解除にあたり看護師が考え方を変えたことで、少しずつA氏の生活が改善されていった。

ベッド上全介助であった食事は、椅子に座っての自力摂取となった。見守りと声かけで誤嚥防止に努めた。

ベッドサイドに設置したポータブルトイレを使用するようになり、次第に失禁がなくなり、オムツが不要となった。

排便コントロールは、浣腸を使用せず、便秘時のみ下剤で対応できるようになった。

拘束解除時に歩行を促してもベッド上で過ごしていたA氏だったが、室内を自由に歩くようになり、時にはホールの椅子に座って過ごすようになった。

ケア時はこれまで看護師に激しく抵抗していたが、時に穏やかに笑顔で話がで

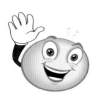

隔離＆拘束　減らし隊　どっと・コム

平成28年度　　第3号　　　　　　　　　拘束最小化委員会発行

平成２９年２月２７日発行

数年に渡る拘束を解除することが出来た**83病棟**の事例を紹介します。
転倒や自傷、不穏・興奮で暴力暴言がありましたが、**工夫して安全な環境を提供し拘束解除ができました。**
そして以下のように患者さんのＡＤＬがアップし、ＱＯＬが改善しました。

経過と工夫

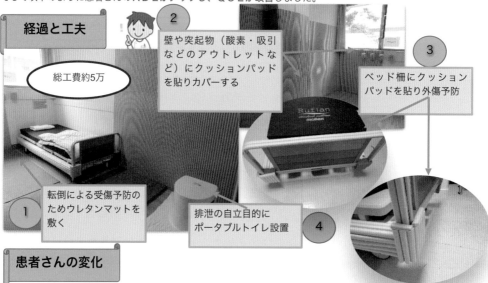

総工費約5万

② 壁や突起物（酸素・吸引などのアウトレットなど）にクッションパッドを貼りカバーする

③ ベッド柵にクッションパッドを貼り外傷予防

① 転倒による受傷予防のためウレタンマットを敷く

④ 排泄の自立目的にポータブルトイレ設置

患者さんの変化

	拘束解除前	拘束解除後
食事	食事をかき込むため、ベッド上で全介助	・椅子に座り自力摂取 ・見守りと声かけで誤嚥防止
排泄	・オムツ使用（おむつ代月１～３万円） ・常に便秘で下剤と浣腸を使用	・自室のポータブルトイレで排泄 （オムツ不要） ・便秘時のみ下剤使用
活動	・歩行は可能。しかし拘束解除時間に促してもほとんどベッドやマット上で過ごす	・室内を次第に自由に歩くようになる
笑顔	・ケア時看護師に怒声、蹴る、唾を吐く ・家族が面会に来ても"追い払う"しぐさ	・時に看護師に笑顔で話しかける ・家族面会時終始笑顔

3つのポイント

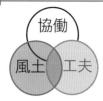

協働：処遇改善に意欲的な受持ち看護師が中心となり、医師と共にチームで。

風土：「まずやってみよう、問題があればその時検討しよう」という声。

工夫：今の対策とは異なる方法はないか？何があれば改善可能か？

きるようになった。面会も受け入れるようになり、面会者と終始笑顔で過ごすようになった。

資料は、拘束解除できたこの事例のポイントについて、行動制限最小化委員会がポスターで職員に広報してくれたものである。

このケースのポイント

協働

医師だけ、あるいは看護師だけが拘束解除に積極的であっても、その実現は難しい。チームとして協働する必要性がある。

チャレンジする風土

新しいことに挑戦する時は、恐れ、心配がつきものだが、そんな時に「まずやってみよう。問題があればその時に再検討しよう」という意見が通るような組織風土であることが好ましい。

転倒に対する意識が変わった

「転倒したら重大事象につながる」という心配から拘束が選択されることが多い。しかし一度拘束すると、転倒のリスクが高い限りは拘束が続き、長期化してしまう。その時必要なのは意識の転換だ。転倒を予防するのではなく、転倒しても重大事象につながるようなリスクを回避すればよい、と意識を変えることで対応策を出すことができた。

創意工夫

「こういったもの」があれば解除は可能ではないかと想像し、それにはどうしたらよいかと悩み、創意工夫する。今回は転倒によるリスクを回避できる部屋を創意工夫により手作りで仕上げた。

費用対効果と患者さんの QOL

クッション材を使用した部屋の総工費は約５万円であった。５万円で拘束が解除でき、Ａさんの ADL は改善し精神状態にも良い効果がもたらされ、この部屋を使わなくてすむまでに状態が改善した。さらに月３万円のオムツ代が不要となり、本人はオムツが外れ快適になり、看護師もオムツ交換のケアが不要になるなどの良い点もあった。この部屋は引き続き、転倒の可能性がある患者さんに

使用している。

担当看護師から一言

　　拘束すれば転倒といった「見えやすいリスク」は回避できても、患者さんの精神症状の増悪やADL低下などの「見えないリスク」が増大し、その影響でさらに拘束が解除できない状況が生まれる。

　今回のケースではまさに、「見えないリスク」が拘束解除により解決されていくのを目の当たりにし、大変やりがいを感じた。

　今後拘束を検討する時には、「拘束をしないことによる弊害」と「することによる弊害」を天秤にかけつつ、特に「見えないリスク」の重大性を忘れずにチームで協働していきたい。

（小島静江・看護師）

事例 | 02

統合失調症、ステロイド性精神障害の50代女性。ベッドから転落しようとする衝動行為が止まらず、拘束が長期化していた事例

低床ベッド、マット、発泡スチロール製の机、クッション材を貼るなど、身体損傷しない工夫を個室に施し、拘束なしに。

〔患者紹介〕B氏、50代、女性、統合失調症、ステロイド性精神障害、アレルギー性肉芽腫性血管炎

〔現病歴〕25歳に統合失調症を発症し通院。精神症状が悪化して入院したが内服で改善。10年以上落ち着いて生活していたが、筋肉痛、咳嗽、歩行困難、感覚低下等を来たし受診、内科（他院）へ入院。ANCA関連血管炎が疑われステロイドパルス療法を開始。幻視があり不穏となり、ステロイドによるせん妄として医療保護入院（他院）となった。ステロイドを減量し徐々に症状は改善したが精神症状が悪化。易怒的で拒薬するようになったため、5年前に当院へ転院となった。

入院後の経過

　薬剤調整により支離滅裂である状態や拒薬は改善されたが幻覚妄想は持続していた。幻覚妄想が増悪し、不穏となったため薬剤調整したが改善されずに経過。突発的に焦燥感が強くなり、「飛び降りて死んでやる」と言ってベッドから転落しようとする衝動行為が多く、身体拘束が開始された。その後も薬剤調整は行われたが精神症状は改善せず、衝動行為が止まらないため拘束が長期化していた。

　カンファレンスで、「転落させないように、と考えると拘束を外すことができないが、環境調整をすることで拘束に頼らず看ていくことができないだろうか」を検討していった。

身体拘束をしないための方策

安全な環境を作る

　個室を利用し、転落しても衝撃が少ないように低床ベッドを使用し、床の隙間に厚みのあるマットを敷くことにした（写真1）。さらに皮膚が脆弱なため表皮剥離や裂傷が生じないよう、床頭台は部屋の隅へ置き、発泡スチロールブロックを組み合わせてテーブルを作り（写真2）、代用することにした。ベッドと壁の間には細長いクッションを敷き詰めた（写真3）。壁やベッドなど、ぶつけると身体損

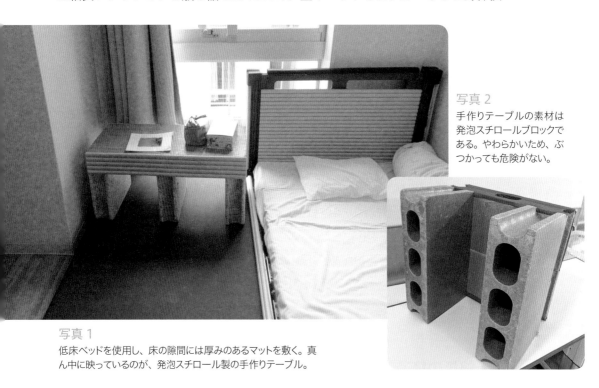

写真 2
手作りテーブルの素材は発泡スチロールブロックである。やわらかいため、ぶつかっても危険がない。

写真 1
低床ベッドを使用し、床の隙間には厚みのあるマットを敷く。真ん中に映っているのが、発泡スチロール製の手作りテーブル。

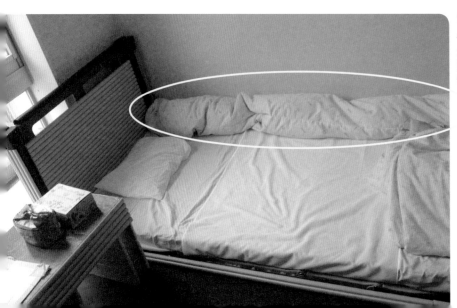

写真 3
ベッドと壁の間には細長いクッションを敷き詰め、隙間に挟まった時の身体損傷を防いだ。

　　細長いクッション

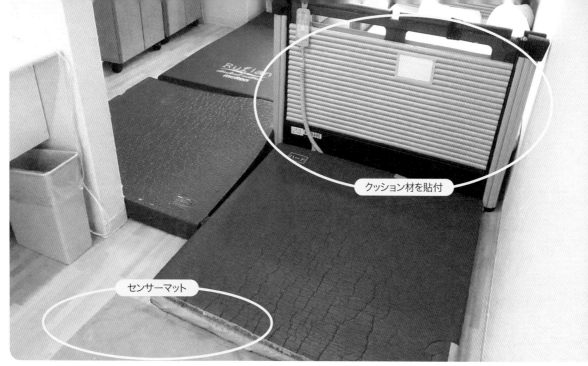

写真4
個室の入口近くまでマットを敷き、センサーマットを設置。
身体損傷のリスクがあるベッドのフレームやフットボードにも
全面にクッション材を貼付した。

傷がありそうな箇所にはクッション材を貼った（写真4）。また、出口付近にセンサーマットを配置し、室外へ出たことを察知し、素早く対応できる環境を整えた。

また、脆弱な皮膚を守るため、常に手元に置いている手鏡も、その周囲を保護材で囲んだ。膝上までのロングソックスとアームカバーを使用するなどの工夫を行った。

安心して過ごせるための工夫をする

焦燥感から転落の衝動につながっていたため、安心して過ごせるための工夫も必要だった。患者さんにとって何が居心地の良いものなのかを考えて部屋の空間を工夫した。

Bさんは音楽を聴きながら絵を描くことが好きで、その時間は集中することができていたため、壁に大きな模造紙を貼り、クレヨン、画用紙を準備し、いつでも好きなだけ絵が描けるようにした。好きな音楽が自分のタイミングで聴けるよう小型ラジオを購入した。壁には好きな俳優の写真を貼った。

拘束を外す時間開放は、看護師が多く観察しやすい日中から始めた。時々幻覚妄想が活発になり、「出て行く、死ぬ」と言い自室から這い出る行動は見られたが、不穏が増強する傾向は、バレーボールのトスをするような動きや、独語に特定の名前が出る時だということを看護師は把握していたため、それらが出現した

時は早めにかかわりを持ち、頓服を使用して精神安定を図った。

結果

　徐々に部屋の環境に慣れ、拘束解除時間を段階的に延長していき、24時間拘束せずに部屋で過ごせるようになった。

　病棟再編のため新しい病棟に移動してからも、同じ環境を用意することで、拘束をすることなくケアが継続できている。窓からの景色を眺めて「ここはホテルみたいで快適です」と話し、穏やかに入院生活を送ることができている。以前よりも精神症状が落ち着き、不穏時や不眠時の頓服使用が大幅に減少している。

担当看護師から一言

　　　　自分の皮膚を傷つけてまで衝動的にベッドから転落しようとする行為が続いていた当初は、看護の視点は「いかに行動を制止するか」だけに向いていた。

　　　　だがこの衝動行為の予測は大変難しい。特に夜勤時は看護師の数が少なく、他患者のケアで手を離せない時も多いため、迅速に対応するのは困難であり、安全に過ごすためには身体拘束はやむを得ないと考えていた。また、幻覚妄想による行動だから危険であり、制止しなければいけないと思い込んでいた。

　しかし、人の心理として、希望通りにならなければなかなか諦められず腹立たしく思い、するなと言われると余計にしたくなるものだ。日々患者さんと向き合う中で感じたことを基に、本人の希望を叶えつつ安全に過ごす方法はないかと、毎日病棟で行う身体拘束カンファレンスで話し合った。すると「患者さんの行動が変わらないのであれば、その行動に合わせて環境を変えるしかないのでは」という意見が出され、視点を切り替えることができた。

　今回改めて、患者さんの視点に立つことの大切さとカンファレンスで皆の意見を出し合うことの重要性を知った。今後も日々患者さんに寄り添い、患者さんの視点に立って看護を行っていきたい。

（曽野　恵・看護師）

長期入院中の統合失調症の60代女性。**危険行為、迷惑行為、転倒リスク**から、長期間拘束が外せなかった事例

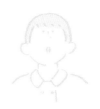

このようにかかわった

固定観念、陰性感情をいったん脇に置き、**患者さんの行動や希望**をありのままに受け止め、個別性を尊重する対応をした。

［患者紹介］C氏、60代、女性、統合失調症
［現病歴］30歳頃より過換気の他、精神症状が出現。40代に当院初診。自宅で暮らしていたが、突発的な衝動行為や緊張性の行動途絶が見られ、生活機能全般が低下し、50代前半に当院入院。入院中、風呂場で転倒し、左大腿骨頸部骨折。当院で人工骨頭置換術を実施した後、長期入院となっていた。

▌入院中の経過

　術後も病識に欠け、医師や看護師の注意や説明に耳を傾けようとせず、迷惑行為や突発的に走り出すなどの危険行動が見られた。特に転倒による骨折、ケガのおそれ、そして迷惑行為の防止を理由に長期にわたり朝と夕方の時間帯に身体拘束を行っていた。盗食リスクや、看護師の制止を振り切り食事をかき込むことによる窒息リスクもあった。また、介入した看護師への暴力行為もあった。

▌身体拘束をしないための方策

見守りにより朝食時の拘束を解除した

　食事介助が必要であったり窒息のリスクが高い患者さんが多く、食事時間は他の多くの患者さんにも注意を払う必要がある。そのため当初、危険行動、迷惑行動、転倒リスクがあるCさんには、朝6時30分から9時30分まで拘束を行っていた。

この状況に対して病棟で検討し、4日間、見守りを強化しながら拘束解除に挑戦することになった。9時30分までは自室で過ごすことを約束してもらい、6時30分から9時30分まで行っていた拘束を解除し、Cさんの行動を観察した。するとCさんは約束を守り、9時30分までベッドで音楽を聴いて過ごすことができた。「9時30分になったらホールに行きます」と自分の日課を決め、拘束を解除してからも日課が狂うことはなかった。

不穏を呈する夕方から夕食後の時間帯の拘束も解除へ

　Cさんは夕方から入眠時まで不穏・興奮を呈することが多く、16時45分から22時まで拘束を行っていた。他患者への迷惑行為もあったため、これまでは身体拘束により防いでいたが、次はこの時間の拘束解除も目指すこととなった。

　受け持ち看護師が中心となって介入し、この時間の不穏・興奮の軽減と、Cさんが安心して穏やかに過ごせることを目指し、かかわった。

　Cさんは時間に対するこだわりが強く、夕食に提供される濃厚流動食の時間を気にして「夕食は何時ですか」と大きな声で繰り返すのが日常だった。そこでCさんの希望する時間に合わせて約束し、濃厚流動食を提供した。Cさんの特性を理解し、介入することでCさんに安心できている様子が徐々に増え、16時45分から22時までの拘束も解除することができた。

意図的な観察により記録が充実し、職員の対応に変化が起きた

　Cさんの拘束を解除するための「看護計画」を立案し、「観察項目」を設定した。Cさんの時間毎の言動や日課を細やかに把握し、記録したことで、微細な変化やどういう介入が効果的なのかについて情報共有ができ、統一した対応が取れるようになった。

拘束解除困難事例として行動制限最小化委員会に一緒に考えてもらった

　行動制限最小化委員会メンバーが病棟へ訪問に来てくれた際は、Cさんと直接コミュニケーションを取ってもらい、Cさんの希望を確認したり、状況を見てもらうようにした。そのうえで病棟看護師と委員会メンバーがディスカッションをした。

　その際に委員会メンバーから助言されたのは、「他患者への迷惑行為が問題なら、ナースステーションの近くの個室に移動し、拘束解除にチャレンジしてはどうか」ということだった。さらに「Cさんが安心して穏やかに過ごせるための取り組みの工夫を病棟全体で共有するように。そうすればかかわる人が自信を持っ

て進めるようになる」という励ましももらった。

結果

　この助言を基に病棟内で検討し、ナースステーションに近い個室へＣさんに移動してもらい、拘束を全面解除した。解除後、多少の逸脱行為はあったがかかわりを継続した。徐々に大部屋に移動しても問題がないほど落ち着くことができた。

　拘束解除から１年後、自宅に退院された。退院に際して家族に、誤燕を予防するための食べ方のコツなどを指導した。

このケースのポイント

看護師の固定観念、陰性感情に気づく

　長期間にわたり慢性的に拘束が継続されていた事例であった。その状況が続いた根本には、経過の長い患者さんに対する看護師の固定観念、そして他患者への迷惑行為や看護師への暴力行為に対する陰性感情があった。

　そのためＣさんの拘束解除は、Ｃさんに対する固定観念を変え、ありのままを観ること、そしてＣさんの希望や行動をありのままに受け止めることから始める必要があった。看護師はＣさんの希望を共有し、看護計画に盛り込んだ。Ｃさんの個別性・希望を尊重したことが、本人の衝動性をやわらげ、穏やかに過ごすことにつながった。

意図的で細やかな観察、状況把握を拘束解除の根拠とする

　Ｃさんの拘束解除を目指して「看護計画」を立てたこと、そして「観察項目」を設定して細やかに状況を把握したことが、拘束解除を検討する際の根拠となった。

行動制限最小化委員会へ相談。助言や励ましを推進力にする

　拘束解除には看護師の不安がつきものなので、それを把握し、軽減する視点も欠かせない。行動制限最小化委員会という病棟外の多職種へ相談し、助言や励ましを受けることができたことは、不安を払拭し、取り組みを推進する力となった。

担当看護師から一言

 　　看護師長として私が初めて会った時、Cさんはこだわりが強く、イライラして大きな声を出し、嫌なことがあると看護師に手が出る様子があった。それを見て、日々接する看護師はさぞ大変だろうと思った。

　しかし、Cさんと個別に話したり生活の様子をよく見ていると、ご本人が好きなこと（例えば音楽を聴くこと）や、大事にしていること（例えば時間）がわかり、マイペースに見えるのはCさんなりに理由があることが見えてきた。それらが理解できると、しっかり向き合うことで行動制限は解除できるのではないかと感じた。

　行動制限が長期になるケースでは、看護師の間で過去のエピソードが語り継がれ、何かが起きるたびに「過去にもあんな悪いことがあった、こんな大変なことがあった」と古い情報が上書きされ、行動制限を解除できない理由になってしまう。

　そんな時は、「こんな人だから無理」という先入観をいったん捨てることが必要だ。「現在の患者さん」をありのままに捉えること。患者さんの言動や反応の細やかな観察が大事であることを、このケースから学んだ。患者さんの好きなこと、希望、強みを見つけられると、それをきっかけに行動制限解除に向けた正の循環が回り始める。

　病棟看護師の中でも行動制限を解除する際の考え方はさまざまだが、「解除してみよう」と提案する看護師がその中にいると、チームの中に、トライ＆エラーでやってみようという雰囲気が生まれることが多い。

　新しいことにチャレンジするのは多忙な現場の人間にとって大変だが、トライして患者さんにとって良いことがわかると、看護師はやりがいを感じるものだ。

　Cさんは退院して2年が過ぎた今も自宅で家族に支えられながら暮らし、当院の外来に通っている。社会的に解放された環境でその人らしく生きられることの尊さを思うと、このトライアルの価値を感じずにはいられない。

（尾根田真由美・看護師長）

事例 | 04

パーソナリティ障害を持つ
長期入院中の50代女性。
「自傷➡拘束」の繰り返しで
スタッフが疲弊しきっていた事例

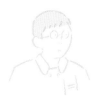

このようにかかわった

自傷行為をしても行動制限しない方針で対応を統一。
本人にも退院の条件を伝え、
自信を維持できるようかかわり、退院へ。

〔患者紹介〕D氏、50代、女性、軽度精神遅滞、パーソナリティ障害、糖尿病

〔現病歴〕20歳頃より暴力行為があり精神科初回入院。退院後、過量服薬、解離性失立を呈して救急車や警察がかかわることが多くなり、いくつかの精神科病院を転々としていた。20代後半には「人から何か言われている」「見られている」などの被害妄想が出現し、閉居。自傷行為や刃物を持ち出すなどの行動があり、警察へ通報され当院に入院した。以後、20回以上の入退院歴がある。自宅で本人の身の周りの世話をしていた人が倒れたことを契機に、食事・服薬管理が乱れ、低血糖、精神症状が悪化し、医療保護入院となった。

入院中の経過

　入院直後から治療や処置に拒否的で対応に苦慮していた。入院が長期化する中で社会復帰A病棟へ転棟となった。本人が借りていたアパートは家賃不払いの関係で解約を余儀なくされた。その後から、職員や他患者を巻き込みながらの退院要求、操作的な言動、不穏、暴力、パフォーマンス要素の高い自傷行為が始まった。さまざまなきっかけで「自傷行為➡身体拘束➡急性期病棟転棟➡身体拘束解除➡社会復帰病棟転棟」となり、しばらくすると再び自傷行為をする負のスパイラルが続いた。本人だけでなく職員が無力感を感じ、精神的に疲弊していった。

　このような状況について行動制限最小化委員会で繰り返し事例検討を行った。委員からは、「患者さんの苦しみを本当にわかっているのか？」という意見もあった。自傷行為を繰り返していることは、Dさんにとって不利益のほうが大

きい。退院要求の表現として自傷することにより逆に退院が遠のいている点を委員会で共有できた。そこで、「身体拘束をしないこと」「本人と徹底的に向き合うこと」「生育歴の見直しやストレングスの強化」に努めることとした。

しかし、この矢先に職員への暴力があり再び転棟となってしまった。

身体拘束をしないための方策

自傷をしても行動制限をせず、対応の統一をはかる

社会復帰B病棟に転棟後、病棟看護師長は入院の長期化が状況を悪化させていると考え、目標を「退院」とした。さらに、「自傷行為をしても行動制限はしない」と職員に方針を説明した。

徐々に本人の行動拡大・院内単独外出などを行いストレスの解消を目指した。しかし、深刻な問題行動が持続し、職員の疲弊が目立ち始めた。そこで、精神看護専門看護師がメンタルヘルスケアを目的とした定期的なカンファレンスを病棟で実施し、自傷行為時の対応の統一をはかった。さまざまな自傷行為を日常的に行っても、致命的な自傷行為以外は取り合わないようにする、そして夜間の不穏に対しても、自傷をほのめかした交渉事には薬物でしか対応しないと対応を統一したところ、徐々に自傷行為の頻度は減っていった。

「自傷行為をしないこと」が退院の条件だと本人と共有する

約半年後、地域支援者と関係者会議を開催した。自傷行為をしないことが退院の条件であることをDさんと関係者間で共有した。さらに、退院調整看護師や病棟看護師長が、Dさんと「振り返り表」を見ながら話し合い、定期的な面接を実施した。この期間は病棟職員が粘り強くかかわり、行動制限せずに入院生活を送ることができた。

この経験がDさん本人の自信となり、退院に向けた大きな一歩となった。病棟職員の精神面も回復した。その後、多種職チーム（精神保健福祉士、退院調整看護師、訪問看護師）で介入し、外出・外泊と関係者会議を繰り返し、「料理がしたい」「服を買いに行きたい」という本人の希望を1つ1つ実現していった。約1年後、退院（単身アパート生活）に結びつけることができた。

結果

当初、「行動制限なし」でアプローチすることに、院内職員や地域関係者から

懐疑的な意見が多く上がった。退院にはさらに厳しい意見もあった。

　しかし病棟看護師長の方針が表明されたのち、病棟職員が統一したかかわりを行い、多職種チームが連携することで退院が実現できた。地域の支援者に向けては、Dさんが自傷行為に至る思考パターンや、どのように対応すればよいのか、Dさんのストレングスなどの情報を繰り返し提供した。退院には、地域での生活を支援する地域関係者の協力が欠かせない。最終的には「行動制限しなくても病棟で生活できている」という実績が、地域関係者の安心につながったと考える。

担当看護師から一言

　　　私が退院調整看護師として担当になった時期は、自傷行為が激しく病棟職員が対応に苦慮していた時だった。Dさん本人への退院支援と並行しながら職員へのアプローチも必要であると感じた。

　　　長い入院経過の中で次第に関係者が増えていき、会議では情報交換に多くの時間を要した。

　Dさんは「退院したい」と強く希望するが、退院が遠のくような自傷行為は継続しており、本当に行動制限を解除して退院できるのだろうかと考えてしまうことが何度もあった。

　そのような中でも、病棟看護師長のリーダーシップ、そして地域関係者からのアドバイスが支えになった。外出泊訓練の際にはトラブルも多く、Dさんが不調になることもあったが、そのつどDさん本人に退院への気持ちを問い続け、見守った。この紆余曲折の時間が支援者間の連携を深めたと思う。また、重層的な支援を考えるきっかけになり、臨機応変に動ける専門職チームになったのではないかと考える。

　退院から数年が経過するが、非同意による入院はなく、自宅で生活を送ることができている。担当看護師であった私は、行動制限解除から退院までの一連のプロセスを経験できたことで、看護の新たな可能性、多職種連携の大切さを肌で感じた。長期入院患者の退院支援の第一歩となる行動制限解除の方法、そして病院外の支援者と連携しながら具体的な退院支援を実施する方法を学んだ。今後の退院支援にも活用していきたい。

（西　宏隆・精神科認定看護師）

認知症病棟が本当の意味で「身体拘束なし」を実現するまでの経緯
医師、看護師、PSW はどう受け止めたか

出席者《発言順》

新里和弘（医師）

堀口法子（認知症看護認定看護師）

土屋華代（認知症看護認定看護師）

菊地ひろみ（社会復帰支援室・認知症疾患医療センター、精神保健福祉士）

司会＝**中田信枝**（精神科認定看護師）

当たり前をくつがえす時の心の揺れ

中田 この座談会では、松沢病院で最初に身体拘束最小化に取り組んだ認知症病棟において、現場の医師と看護師、そして精神保健福祉士が、その方針をどう受け止め、どう行動されたのかを教えていただきたいと思います。まず医師の新里先生はいかがでしたか。

新里 私は、拘束をなくすという方針を齋藤院長から直接告げられた記憶はないのですが、その話を聞いた時は、自分がその前にいた病棟で一時的に拘束がゼロになった経験もあったため、決して無理だとは思いませんでした。

また、**かつて当院では医療安全部門が過剰防衛的になって、とても拘束が多い時代がありました。**そのため拘束については自分も疑問に感

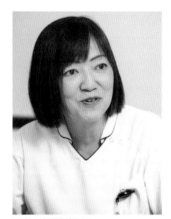

司会：中田信枝さん
（精神科認定看護師）

じるところがあり、「やってみよう」とい
う気持ちになりました。

中田　看護師の方たちはどのように感じ
ていましたか。

堀口　私が認知症病棟に配属された2010
年頃は、まだ多くの患者さんが拘束され
ていました。それが必要だから拘束して
いるというよりも、当たり前のこととし
てでした。もちろん看護師にはジレンマ
がありましたが、夜間に病室をラウンド
した際に患者さんから「外して」と言われ
ても、「朝までは駄目なのよ」という対応
をしていたのが事実です。

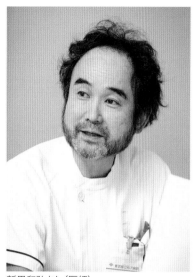
新里和弘さん（医師）

　そんな時に「拘束をやめる」と言われ、拘束を外したら何が起こるのか予想が
つかないという不安がありました。

拘束を外した当初は、
「転ばせない」が目標になってしまった

中田　数字としては、取り組みを始めて半年で拘束はゼロになったんですよね。

堀口　でも、とりあえず拘束を外したという感じで、その後どうすればいいかわ
からなかったんです。一番の不安は、転倒が増えるだろうなということでした。

中田　拘束を外して、転倒は増えたのですか。

堀口　それが、あまり変わりませんでした。というのも、最初に私たちが考えた
のは「転ばせない」ということで、そこだけが目標になってしまったんです。も
ちろん転倒は患者さんにとって不利益になりますから、患者さんを守るという考
えがあったことは確かですが、「転ばせない」ことが第一優先。そのためにあの
手この手で、**「患者さんを動かさない」という方向に走りました。**

中田　というと？

堀口　患者さんに、ベッドから降りないよう、立ち上がらないようにしてもらう
のです。動かれては困るから、患者さんに離床センサーを付けて、ベッドをホー
ルに出してと、転ばせないことばかりを考えて試行錯誤していました。今振り返
ると倫理的にもおかしいのですが、一時は半分以上の患者さんにセンサーを付け
て、ずらっとセンサーが並ぶという感じでした。

土屋　私は2012年に入職して認知症病棟に配属されたので、もう拘束されている患者さんはいなかったのですが、**最初のうちは「立たないでください」「座ってください」という言葉が病棟に響いていた**記憶があります。

中田　拘束具は付けないけれど、「歩かないで」と言葉で制していたんですね。

私たちは何をやっているんだろう
という疑問が湧いた

堀口　夜間はベッドを十何台もホールに出して、看護記録を付けながら、患者さんが転ばないように見ているのですが、実際には転倒されても対応が間に合わないこともありました。それをしばらく続けるうちに「果たしてこれは意味があるんだろうか」「私たちは何をやっているんだろう？」と気づきました。

　そしてようやく、**「患者さんは転ぶんだ」「なぜ転ぶのか、患者さんは何がしたいのかを考えよう」**という認識に至ったんです。その空気が醸成されてくると、みんなで「もっと患者さんに動いてもらおう」という気持ちになっていきました。

土屋　寝かせきりにするのではなく離床し動いてもらうことで、患者さんの活動性が高まりました。**拘束を外してみても問題のない患者さんが多かった**ことで、「今まで何のために拘束していたんだろう」「私たちの安心のためだけにやっていたのかね」という先輩の声を聞いて、取り組みの意味を実感しました。

堀口　ただ、**そういう気持ちに至るまではかなり試行錯誤があり**、時間がかかりました。

土屋　1年か2年ぐらいは大変な時期だったと思います。

中田　拘束というモノは外せても、気持ちの上で拘束がゼロになるまでは時間がかかるということですね。その過程を経ないと、本当の意味で拘束を外すことはできないのかもしれませんね。

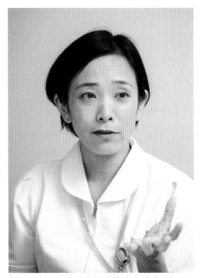

堀口法子さん（認知症看護認定看護師）

126

本人の意思に沿ったかかわりで、日中は活動し、夜は寝るリズムに

堀口 転倒があった場合の病院の対応も変わりました。それ以前は転倒があるとリスクマネジャーが飛んできて「どこにいたの」「誰が見ていたの」と言われたのですが、**個人を責めるのではなく「これからどうしていくか」を話し合うようになりました。また、拘束をしない方針について家族に了承していただくための同意書ができたのも、1つの安心材料になりました。**
中田 同意書は新里先生がつくられたと聞いています。
新里 拘束をなくすには家族の協力が必要、という看護側からの希望で、和光病

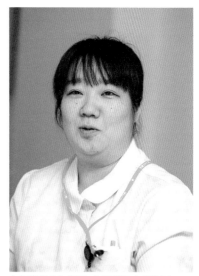

土屋華代さん（認知症看護認定看護師）

院の書式をひな型にさせてもらってつくりました。ただし同意書があるからといって、事故が起きた時に病院が法的な責任を免れるわけではありません。同意書は、我々の病棟としての決意表明を、患者さんの家族に伝えるためのものです。同意書をつくった意味はありましたが、実際の取り組みとしては看護の力がすべてだったと思います。
土屋 認知症の患者さんは、本人の意思に沿ったかかわりをすれば落ち着かれるんですよね。そうすると、徐々に日常生活のバランスも取れて、昼夜の逆転がなくなり、夜は寝て、日中は活動するようになる。その活動時に看護師がさりげなく「付き添いますね」と言って寄り添う、そういう環境をつくっていくことが大事だと思います。
編集部 今は、患者さんは1日をどのように過ごしているのですか。
土屋 6時ぐらいに起きてこられて、基本的にはホールでソファや椅子に座って過ごします。午前中は集団作業療法があったり、医師の回診があったり、患者さんによって予定があります。看護師による午前と午後のラジオ体操や、食事の前の嚥下体操、リクリエーション活動などもありますが、基本的にはホールでゆったり過ごしてもらいます。「その人のタイミングで」というのが一番なので、そのタイミングでトイレにも行きます。消灯の9時には皆さんに部屋に戻ってい

ただいています。

拘束していなければ、
次の施設で受け入れてくれる

中田　菊地さんはケースワーカーとして、拘束の有無による影響を感じていますか。

菊地　ケースワーク、特に退院支援への影響は大きいです。介護保険施設は拘束をしないことが要件になっているので、病院で拘束されていると、患者さんを受け入れてもらえないんです。ところが「当院では拘束をしていません」と言うと、受け入れてくれる施設が多い。つまり、**退院先の選択肢が増える**ということですね。

中田　菊地さんは認知症疾患医療センターの相談係として医療相談も受けています。拘束をしなくなったことで、外部からの相談に影響はありますか。

菊地　NHKで当院の拘束しない認知症病棟が放映された影響で、ご家族から電話で相談を受けることはあります。別の病院に入院中に、拘束をされたことによって本来のその人らしさが失われてしまい、「あれは本当の父じゃない」「なんとか普通の状態に戻してあげたいけど、家に引き取ることはできないんです」という相談が多いです。それでタイミングよく当院に入院できた時には、ご家族から**「普通の会話ができるようになって驚いた」「やっぱりここに入院してよかった」「初めて後ろ髪を引かれずに帰れます」**という感想もいただきます。

中田　まだ他の病院の認知症病棟では拘束が多い印象ですか。

菊地　そうですね。認知症の人が入院する時に、ベッドに最初から拘束帯が敷かれている病院や、拘束帯を外すのはご家族が来た時だけという病院もあります。松沢病院では、認知症病棟で看護師の方が余裕を持って患者さんの問いに優しく答えているのを見て、「これならご家族も安心するな」と思いました。

　他の病院のケースワーカーと話をすると、「もう少し拘束を減らせないのかとは思うけれど、現場だけで拘束を減らすの

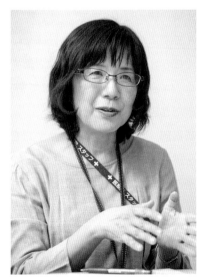

菊地ひろみさん（精神保健福祉士）

は難しい。**病院のトップにその意向がないと無理だ**」と言われます。

堀口　でも、トップに意向があるだけでは無理のようです。他の病院の方に聞いた話で、その病院では「身体拘束をなくす」というトップからの方針はあるのですが、それと同時に「絶対に転ばせないように」ということも言われるそうなのです。そうなると、取り組み当初の私たちがそうだったように、「歩かせない」「立たせない」になってしまうのかなと思いました。

新里　何を大事にするのか、何を目指すのかという目標や価値観を、トップと現場が一致させ、何のための身体拘束最小化なのかを明らかにしてからかからないと、実現は難しいですよね。

人が人を縛ることへの違和感を持ちながら、取り組みを進めていく

中田　最後に、「拘束をなくしたいけどできない」と悩んでいる方たちへのアドバイスがあればお願いします。

堀口　認知症病棟は高齢の患者さんが多いので、拘束をするかしないかということよりも、「**自分たちは人生の最期の部分をお預かりしている**」と考えてかかわることが大事だと思います。その人にとって大事な時期だと考えれば、やはり拘束はしたくないですよね。取り組みを始める以前は目の前のことに手一杯だったのですが、拘束を外してみて初めてそれが見えてきました。

土屋　先ほど言ったように私は取り組みが始まった年に入職したので、「看護の力で認知症の患者さんを見ていこう」という流れの中で育てられたと感じています。**認知症病棟では、自分たちが実際にベッド上で拘束をされる体験や、長時間車椅子に座って「立たないで」と言われる体験をする研修もありました。**病棟でそうした教育を受けたことで、自分が患者さんの立場だったら嫌だよねという気持ちを忘れずにいられます。まず**拘束をされる側に立って考える**ことは必要だと思います。齋藤院長が「刑務所の中でも人を縛らないのに、病院で縛っていいわけがない」という話をしてくださった時に、「確かにそうだ」と思いました。人が人を縛るということへの違和感を皆が持ちながら、取り組みを進めていくとよいと思います。

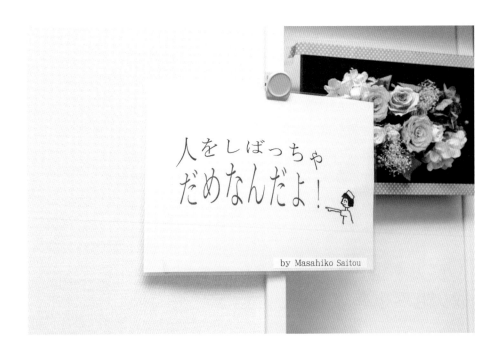

人をしばっちゃ
だめなんだよ！

by Masahiko Saitou

　上の写真は、齋藤院長の言葉を打って、スタッフルームの通路に貼り出したものなんです。このセリフが目に入ると、ああ、人を縛っちゃだめなんだ、という人としての当たり前の原点に立ち返る思いがします。

菊地　私は以前、拘束されている高齢者が「助けてください」「何もしませんから」と、娘さんや息子さんの名前を呼ぶのを聞いて、**人生の最期はそのように縛られることのない生活を送ってもらいたい**と思いました。**拘束はやむを得ないと思う状況でも、自分や自分の親だったらどう思うかに立ち返って考えてほしい**と感じています。

新里　80代後半の高齢者の2人に1人が認知症という時代です。今後は多くの病院が、自分や自分の親が入院してもいいと思える、拘束のない病棟を目指されると思います。今後は、**地域の方が気軽に、認知症の相談に来たり治療を受けに来たりできる、地域に開かれた病院をつくっていく**ことが、何を置いても拘束をなくす近道ではないかと思います。

中田　確かにその通りですね。ありがとうございました。

事例 05

認知症の70代女性。他の患者さんの経鼻チューブを抜く危険な行動があるが、それでも行動制限せず歩いてもらった事例

このようにかかわった

他の患者さんの部屋入口にフットセンサーを設置し、当該患者さんが入ったら気づけるようにした。

〔患者紹介〕E氏、70代、女性、レビー小体型認知症

〔現病歴〕デイサービスやショートステイを利用しながら自宅で夫と生活。近隣に住む息子からも援助を受けていた。認知症の進行により、日常生活動作は介助を要する部分が多く、環境の刺激で興奮や攻撃性が高まることがあり、夫が自宅での介護に疲弊している状態であった。

去年から認知症の進行が見られた。トイレに頻回に通うようになり、1人で外出すると家に帰れなくなった。また、言葉が出ず会話ができなくなり、日常生活動作にも援助が必要となった。自宅で家族が介護していたが、食事が進まず、飲み物を口にしないなどの様子があり、当院を受診した結果、肺炎、脱水、低栄養の診断が出て入院となった。入院時、仙骨部に重度の褥瘡がある状態であった。

入院後の経過

入院した内科病棟ではせん妄と思われる状態が続いていた。肺炎や脱水、低栄養を改善させる必要があるが、Eさん本人は治療の必要性を理解できていないため、ベッド上拘束下での点滴治療が開始された。

意識レベルの変動が大きく、不安や焦燥感が強いせん妄状態が継続していたが、肺炎治療が落ち着いたため、今後のケースワークと認知症の加療のため認知症病棟へ転棟となった。

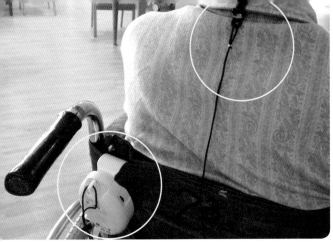

写真1
車椅子乗車時はクリップセンサーを使用し、患者さんが動き出したことを素早く察知できるようにした。その際「動いてはいけません」とスピーチロックをするのではなく、「何がしたいですか?」と患者さんの行動の理由を本人に聞いたり、推測しながら介入した。

身体拘束をしないための方策

クリップ式センサーで歩き出しに気づき、安全を確保する

　認知症病棟へ転棟後は身体的治療の必要性がなくなったため、拘束は全面解除とし様子を見ることとした。小刻み歩行や病棟内を歩き回る様子が見られていた。歩行直後に転倒の危険が高まるため、車椅子にクリップ式センサー(写真1)を装着し、Eさんが歩き出したことに気づけるようにした。Eさんの状態について情報共有やカンファレンスを日々実施し、認知症病棟へ転棟して3日目には病棟内単独歩行となり、職員は遠くから歩行確認と所在確認を実施するのみとなった。

他の患者さんの部屋の出入口にフットセンサーを設置する

　転棟してから13日後、Eさんが他の患者さんの個室で経管栄養の経鼻チューブを抜去し、部屋から出てくるということが起きた。他室を訪問したり他の患者さんを気にする様子は以前から見られていた。すぐにカンファレンスを開き対応を検討した結果、経管栄養や点滴を実施している患者さんたちを観察しやすい4人部屋へ移動し、出入口にフットセンサーを設置することにした。これでEさんが入室した場合はセンサーの鳴動音でわかるようになった(写真2)。

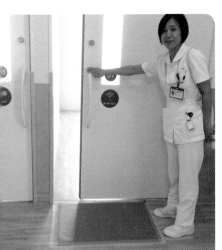

写真2
他の患者さんの部屋の出入口にフットセンサーを設置し、Eさんが部屋へ入ろうとするのを察知できるようにした。

このケースのポイント

問題が起きてもすぐに「行動制限」とは考えない

　今回の事例のように、他の患者さんに対して被害を与えるような事象が起きた場合、起こした側の行動を制限するような対応を検討しがちである。しかし、Eさんは不安定ながらも自分の足で自由に歩くことができていたので、本人の持てる力を活かし、ADLを下げずに生活を維持したいと考えた。

　また、Eさんは入院時、重度の褥瘡があり、椅子に座り続けることで圧迫やズレが起き、褥瘡の治癒を妨げる。そうした理由もあり、Eさんの行動を妨げず自由に動いてもらう方針を固め、その代わりEさんの所在確認をこまめに行うことにした。職員は交替でホール番に就き、そこで過ごすEさんや廊下を歩いているEさんの見守りを強化することにより安全を確保した。

他の患者さんの安全を守ることも重要

　自ら訴えることができない患者さんの安全を守るための対応を検討することも重要な課題である。当病棟は身体合併症を伴う認知症の専門病棟である。身体疾患のため点滴治療や経鼻チューブを挿入して内科的治療を行っている患者さんが多数いる。

　他室を訪問したり他の患者さんへの干渉がある場合は、どのようなことが起こり得るか想像力を働かせ、予測することが重要となってくる。今回はルートやモニター、チューブ類を装着している患者さんを1つの病室に集め、出入口にフットセンサーを設置し、Eさんの入室があればすぐに気づけるようにした。それにより他の患者さんの安全を守るとともに、Eさんの見守りや観察も強化しやすくなった。

担当看護師から一言

　認知症患者の持てる力を活かせるように、病棟内で活動できる環境を整えていくことが重要である。

（土屋華代・認知症看護認定看護師）

BPSD の改善目的で転院してきた認知症の 70 代男性。前院で拘束や制限の多い環境に置かれ、**暴力的**になっていた事例

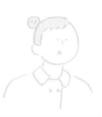

このようにかかわった

「身体拘束をしない方針」を家族に説明し、
リスクも含めて理解を得た。
入院後数日は **BPSD が出ても想定内**。
見守りの中で過ごしてもらい、落ち着いた。

［患者紹介］F 氏、70 代、男性、認知症

［現病歴］認知症が進行し、家庭内での徘徊・暴力が頻回にあった。8 月の猛暑の中、脱水症状を呈し、一般科病院へ入院した。身体拘束を実施しながら点滴治療を行い急性期は脱したが、病院の外へ出て行き行方がわからなくなることと、病院職員への暴言・暴力があり、一般科病院での入院継続は困難と判断され、当院へ転院してきた。

入院後の経過

入院時に主治医から家族に対し治療の説明を行った際、妻より「先生、拘束をしていただいてかまいません。以前の病院でもしていました。わかっています……」と表出があった。主治医より「当院は生命の危険性に及ぶ緊急時を除いては、身体拘束はしない方針です。そのため転倒や転落、場合によっては骨折事故などにつながる場合もあるかもしれませんが、職員一同事故防止に充分な注意を払っていきますので、ご理解をいただきたいです」と説明を行った。すると妻の表情が一転し、「本当ですか。ありがとうございます。本当は私、主人が拘束されているのがつらくて、つらくて……。先生よろしくお願いします」と涙ぐんでいた。

身体拘束をしないための方策

家族に「身体拘束をしない方針」を理解してもらう

　身体拘束を最小化する第一歩は、入院時に医師から家族に、当院の身体拘束をしない方針を伝え、理解してもらうことである。その際は、身体拘束をしないことによるメリット・デメリットを、患者さんの状況に合わせた形で丁寧に説明することも重要だ。

　身体拘束をしないことは、患者さんにとってメリットが多くあるが、転倒・転落による骨折や、頭部外傷による重大事故につながるリスクは高くなる。それらを踏まえたうえで、家族に理解してもらい、同意してもらうことで（写真1）、職員も安心して身体拘束をしないケアを実践できる。

入院後数日は BPSD が出て当たり前。ここで身体拘束をしない！

　入院という環境変化によって BPSD が一時的に悪化することは想定内であり、職員がこれを十分に理解していることが重要である。ここで身体拘束をしてしまうと、ADL、精神症状ともに一気に増悪し、高齢者は寝たきりにつながる危険がある。

写真 1
家族に「身体拘束をしない」方針とそのリスクも説明し、同意書にサインをいただいてから入院してもらっている（「同意書」の現物は 30 頁参照）。

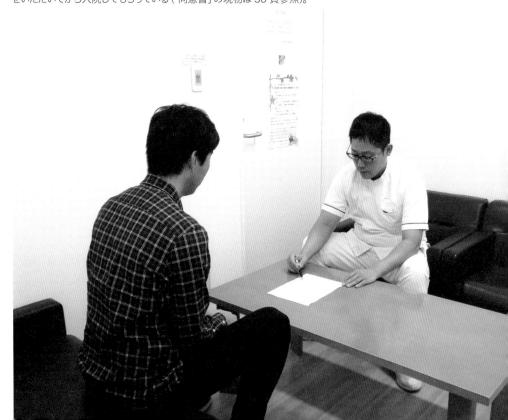

結果

　Fさんは入院後数日は落ち着かず、昼夜逆転や徘徊があったが、見守りを強化することで徐々に落ち着き、1週間後には病棟生活に馴染むことができ、2か月後に自宅へ退院となった。

担当看護師から一言

　入院時に主治医から妻へ説明している場面に同席したが、妻から「拘束していただいてかまいません」という言葉を聞いた時、胸がとても痛くなった。一般科病院では治療のために身体拘束をすることがあり、それに同意する書類へのサインを入院時に求められる現状があると聞く。家族は「拘束しなければ治療ができない」と言われた場合、どんなにつらくても同意せざるを得ないだろう。それは果たして“同意”と言えるのだろうか。

　主治医から、当院の「身体拘束をしない」方針を説明した時の妻の安堵した表情、流した涙を私たちは忘れてはいけないと思う。家族の本心を受け止め、これからも「身体拘束をしないケア」を続けていきたいと思った。

（中田信枝・精神科認定看護師）

事例 07

BPSDの改善目的で入院してきた 80代の認知症男性。 転倒リスクが高いが、被害妄想が 強いため近づくことを許さない事例

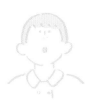

このようにかかわった

見守りながら自由に過ごしてもらいつつ、 本人のこだわりの裏にあるルールを把握。 本人が納得できる方法を提案し、おだやかに。

[患者紹介] G氏、80代、男性、アルツハイマー型認知症
[現病歴] 妻の他界後、単身生活を送っていた。もともとは穏やかな性格であったが、被害妄想が出現し、興奮して騒ぐなど近隣トラブルが相次ぎ、独居生活が困難となった。その後認知症の診断を受け、子ども宅で同居を開始したが、攻撃性がさらに増し、大声で怒鳴ったり、監禁されているとの妄想で、夜中に「助けてくれ」と窓から叫び続けるなどがあり、家族による介入が難しくなり、当院へ入院となった。

入院後の経過

　自宅でも時々転倒していた。歩行は小刻みで不安定、視力低下があり、周囲へ注意を払うことができないうえに、興奮しやすく易怒的なことも影響し、転倒リスクが高い状態であった。入院後は、ふらつきながら出口を探して歩く姿が多かった。看護師が付き添うと大声で「なんで付け狙うんだ！」と介入を拒んだ。

　夜間は眠れず、排泄ケアの拒否や、被毒妄想から内服薬を吐き出すなど、転倒リスクが高いだけでなく日常生活への介入も困難であった。そのため、遠くから見守りながら無理強いせずに自由に過ごしてもらった。入院後2日目に転倒し、後頭部を打撲。対策として、見守りの強化、そしてソファなどの快適な椅子を提供し、かかわりを諦めず、タイミングを見て会話を持ち観察を続けた。

身体拘束をせずにケアするための方策

転倒させないことを優先するのではなく、脅威を与えず不安を取り除くかかわりをする

　認知症病棟での主な入院目的は、認知症の人の行動・心理に現れる周辺症状（BPSD）を改善することである。患者さんの多くは加齢に伴う運動・感覚機能の低下や、疾患の影響（歩行障害、空間認知障害、注意障害、危険の判断や回避行動の不適切さ）により、転倒転落のリスクが非常に高い。人員が少なく見守りができない場合や、転倒させないことが一番の使命と考えてしまうと、ここで行動の制限により安全を守ろうとしてしまいがちである。

　この事例も転倒リスクが非常に高く、看護師も危機感を持っていた。しかし、患者さんが被害的に物事を捉えている現状や、生活歴を踏まえ、入院という環境の変化で不安が起こるのは当たり前であることを考慮し、できる限り脅威を与えず不安を取り除くかかわりをしようと行動を見守るようにした。医師、看護師、家族の間で、転倒は状況によっては防げないことを共通認識したうえで、不要な行動制限は行わない方針を確認した。

本人が納得できる方法を提案し、協力を得る

　転倒予防ばかりに目を向けず、本人が大事にしていることや考え方、生活の仕方の情報を本人の言葉や行動の端々から得て、記録に残し看護師で共有した。

　日々かかわる中で、本人には「生活の仕方についてのルールや思い」があることがわかり、ケアに活かすことができた。それは次のようなものであった。①内服は決まったジュースで飲む。②横になるともう起きられなくなる気がしている。夜は怖い夢を見るから寝てはいけないと思っている。③失禁しないようにトイレにこまめに行こうとしている。④医師は信頼している。

　内服の方法や眠らない理由がわかったことから、本人が納得できる方法を提案でき、協力を得ることができた。自身の意見が尊重された体験を重ねることで、次第に安心感につながった。また、信頼している医師から繰り返し説明を受けることも記憶に障害がある患者さんには必要であり、この場にいていいと感じることにつながったようだ。

結果

入院2週目には内服できるようになり、夜間は本人の希望でベッドをホールに出し、看護師がそばに付き添うことで入眠できるようになった。また、すぐにトイレに行ける位置にソファを配置することで、排泄の問題も解消し、排泄に関連する転倒リスクが軽減した。医師とも協働し、入院の必要性を毎日説明してもらった。

入院3週目には不安定な足取りで出口を探して歩き回ることもなくなり、ここにいても安全だと感じている発言が聞かれるようになった。

担当看護師から一言

転倒は防げないこともある。転倒させない看護を考えるのではなく、その人が安心して過ごせるには何が必要なのかを考える必要がある。"動かないでいてもらう"ことは援助ではない。ご本人がどこに行きたいのか、何がしたいのか、それに対してこちらは何を手伝えるのかを考える必要がある。予測してかかわることで、患者のニードは満たされ、穏やかに過ごすことができ、危険とされる行動の減少につながる。次頁に示すように、認知症の患者さんの安全と心地良さのために、環境の面からできる工夫もたくさんある。

（堀口法子・認知症看護認定看護師）

例1 安全と見守り
低床ベッドとマット、センサーマットの設置

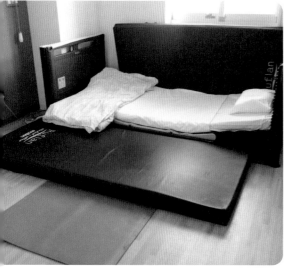

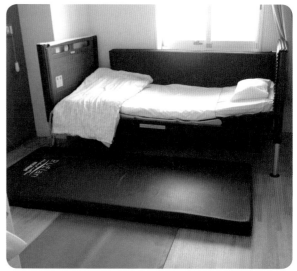

低床ベッドの高さを一番低くし、ベッド横にマットを敷きます。その先にセンサーマットを設置することで、患者さんがマットから降りたことを察知できます。ベッドの窓側にもマットを設置することで、壁にぶつかることによる外傷を予防します。

ベッドは高くすることも可能です。オムツ交換や移乗時の看護師の身体的負担を軽減できます。

例2 安全
クッション材でベッド周りの危険箇所を覆う

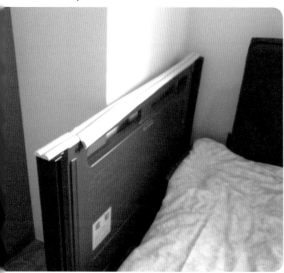

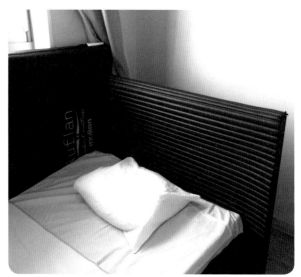

ベッドの角ばった所をクッション材でカバーします。

ヘッドボードもクッション材で覆い、頭部外傷を予防します。

例**3** 見守り
ベビーモニターの設置

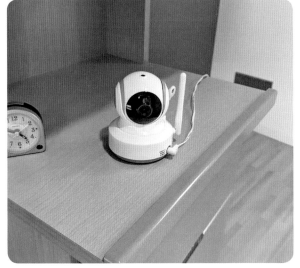

赤ちゃん用モニターを設置。寝息や柵をつかんだ音などちょっとした物音も拾うため、患者さんの動きにより早く対応できます。

例**4** 安全と見守り
トイレへの動線を短く。
手すり、センサーマットを設置

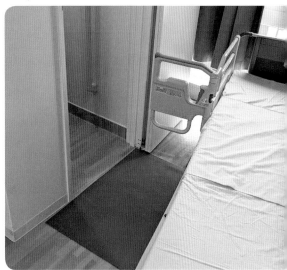

ベッドとトイレを近づけ、隙間にセンサーマットを設置します。柵は介護用のものに付け替えます。ふらつきがあっても柵や手すりにつかまれば移動ができる患者さんなら、これで1人でも安全にトイレに行けます。

例**5** 見守り
看護師が廊下で記録

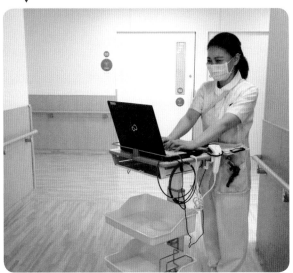

日勤・夜勤ともナースステーションから出て、患者さんの部屋に近い場所で記録を行うことで、患者さんの動きを素早く察知し、患者さんの行動を予測しながらケアを行うことができます。

例**6** 安全
マークで自室をわかりやすく

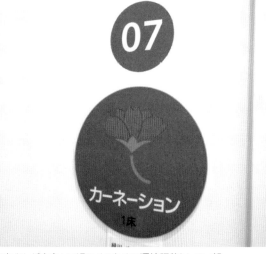

患者さんが安心して過ごせるための環境調整として、部屋に花のマークを表示し、自室をわかりやすくしています。

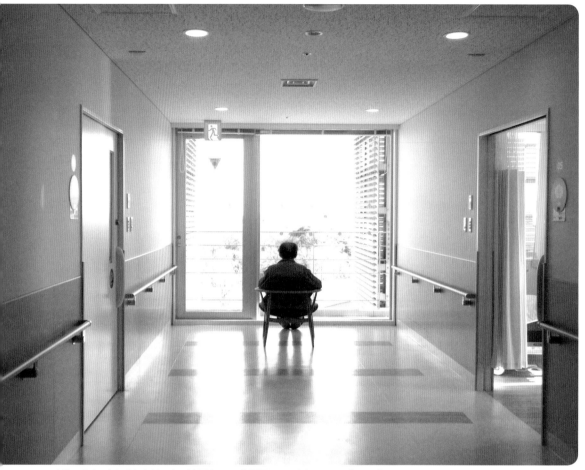

例**7** 心地よさ
ゆったりできる場所・空間の提供

病棟のあちこちに座り心地の良い椅子やソファを配置しています。この写真は、廊下奥の眺めのいい椅子でゆったりとしている患者さんの様子です。遠くに新宿の高層ビル街が見えます。夜景もきれいで、夜1人で眺めている患者さんもいます。

ルート類が入っていることが多い身体合併症病棟で身体拘束を早く外すために

医師と医師、医師と看護師との関係はどう変わったか

出席者《発言順》

井藤佳恵（医師）

久保正恵（看護師長・精神科認定看護師）

下山朋洋（看護師長）

小野寺礼子（精神科認定看護師）

司会＝**中田信枝**（精神科認定看護師）

最初は現場に「対話」が全くなかった

中田　松沢病院にはいろいろな病棟がありますが、その中でも身体合併症病棟は、身体拘束を減らすのが最も難しい病棟の1つだと思います。2012年に認知症病棟で始まった身体拘束最小化の波が最終的に到達したのが身体合併症病棟だったようにも思うのですが、現場ではどのように取り組まれたのか、率直にお話しいただけたらと思います。

　まず井藤先生にうかがいますが、2015年から松沢病院に赴任されて合併症病棟を見た時に、拘束や行動制限に関してどのような印象を持たれましたか。

井藤　印象として、精神科医と身体科の医師との間に対話がないと思いました。また、看護師と医師の関係も、対話ではなく指示出しがあるだけでした。互いに治療方針やこうしてほしい、こうしたいという要望を共有していない状態で患者

※松沢病院における身体合併症病棟について

　松沢病院は、東京都精神科身体合併症医療事業に参画しており、地域で生活する重症身体合併症患者の受け入れや、一般病院では対応困難な精神科身体合併症を有する都内精神科病院に入院中患者さんの迅速な受け入れを行っています。内科系・外科系併せて3病棟の他に結核病床18床を有しています。手術体制も整っており、2018年度は年間216件の手術（外科・整形外科・脳神経外科など）を実施しています。身体合併症病棟に入院している患者さんには、身体科主治医と精神科主治医の2名が主治医となり治療を行っています。

さんにかかわっており、そのために拘束もとても多く、私が着任した2015年の拘束率は40%を超えていました。

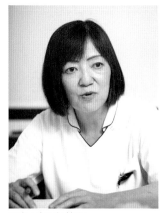

司会：中田信枝さん
（精神科認定看護師）

拘束をなくす上で最も必要なのは「対話」だと考えています。例えば新入院がとても多くて病棟がバタバタすると医師と看護師の間の対話が足りなくなりがちです。そうすると拘束が一時的に増えるという現象が起きます。新入院率と拘束数の推移は一致しています。多職種連携によって行われる治療は、どういう治療ゴールを設定し、今はその中のどういう時期で自分の役割は何かということをそれぞれが理解している必要があります。対話がない状況では治療が進まず、結果として拘束につながります。

中田 看護師の側は当時の状況をどのように見ていましたか。

下山 確かに当時は入院患者さんの半数は拘束されているという状況でした。精神科医と身体科医がコミュニケーションを取る機会もなかったので、看護師としては、拘束が必要になったら精神科医に指示をもらい、合併症のことは身体科医に治療方針を聞く、というように、2つの方向から指示をもらっていました。

精神科医の役割を
理解してもらう

中田 医師同士が対話をしていくために、精神科医である井藤先生はどうされたのですか。

井藤 着任して最初に身体科の医師に言われたのが、「精神科の薬を全部切って、拘束の指示だけ出してくれればいいので、あとは何もしないで」ということでした。それは強烈な経験で、「精神科医は必要とされていないんだな」と思いました。

けれども合併症病棟の患者さんは、精神疾患があるために身体合併症が重症化しやすく、治りにくく、治ってもその状態を維持しにくいという状況があります。ですから本来、身体合併症の治療と精神科の治療とは切り離せないのです。

中田 精神科医の役割を、どのようにして理解してもらえたのでしょう。

井藤 身体科の医師にも当然「治したい」という思いがありますので、「精神科医が入ることで早く治るようになった」と思ってもらえるような精神医療を提供す

ることで、徐々に理解をいただけるようになったと感じています。

中田　普段から医療スタッフ間の関係を良くしておくために実践したことはありますか。

井藤　お互いがいない所で相手を批判することは簡単なことですが、それでは何も解決しません。やっぱりそこでも必要になるのは対話です。「このくらいの時間をもらえれば、精神症状をこういう状態にできる、向精神薬の副作用をこれくらい軽減できる、だからこういう治療ゴールを設定して、どうしたら家に帰れるようになるのかを一緒に考えたい」というように、**「最大限の努力をするから一緒にやってほしい」「助けてほしい」という気持ちを率直に伝えるようにしました**。それは看護師さんに対しても同じですね。

医師と看護師で 「患者さんのゴール」を共有する

中田　拘束をやめようとすると、看護師から「点滴があるから外せない」と抵抗されるという話も聞きますが。

井藤　「拘束しないと点滴はできない」と考えるのは、患者さんと我々医療者が、治療の意味や必要性を共有できていないためです。治療の意味がわからない状態で、患者さんが点滴を触り外そうとするのは当然のことです。

　ですから、点滴の必要性が理解できるように、身体疾患の治療だけでなく、精神疾患に対する治療を同時に進めて、患者さんが治療に参加できる状態をつくっていく必要があります。そうすれば結果として拘束は外せます。

　ただ、その途上では何度も点滴を抜かれてしまうので、看護師さんは本当に大変だと思います。そんな時、医師が上から「拘束をやめよう」と言うのではなく、**「医師として最大限できることはこれです」と示したうえで、看護師さんにどう協力してほしいか、苦労してでも拘束をなくしたいのはなぜかについて、たくさん対話をするようにしました。**

　例えば、拘束をなくしたい理由の1つは「家に帰したい」からです。家に帰るには、歩けて、食べられて、自分でトイレに行けることが必要ですが、拘束をすればするほどそうしたADLを維持することが難しくなる。だから早く外したいわけです。

　そのように、患者さんのこれから先の人生がこのようになってほしいというイメージを共有できるようになると、初めて「ルートを抜かれるかもしれないけど、その時はもう一度入れればいいから、とにかくやってみよう」という協働が

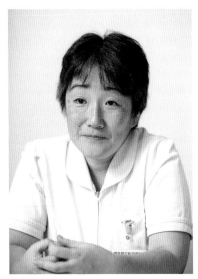

久保正恵さん
（看護師長・精神科認定看護師）

できるようになりました。そして次第に看護師さんのほうから、「こうすれば減らせると思う」という提案をしてもらえるようになりました。

中田　看護の側ではどういう変化があったのでしょうか。

久保　**患者さんのゴールを共有できるようになったことで、何を目指しているのかがはっきりし、それに向かってみんなで動けるようになりました。**例えば経管栄養のルートを抜かれてしまった時も、「もう経管栄養じゃなくてもいいんじゃないか」という話ができるようになり、より早く口から食べることに挑戦でき、ADL も維持でき、患者さんがより家に帰りやすくなりました。

　昔は「ここ（松沢）に入院させたくない」と思われるような治療環境だったかもしれませんが、今は、第三者から見てもそんなふうには思われない治療環境が実現できていると思います。

認知症病棟でうまくいった工夫を示し、身体合併症病棟でも拘束なしでやれることを示す

中田　とは言え、合併症病棟では各種のルートがたくさん入っている患者さんが多く、身体管理がどうしても必要で、現場は大変だったと思います。小野寺さんは、実際に拘束を減らしていく流れのなかで、どんな工夫をされたのでしょうか。

小野寺　私は以前は認知症病棟にいて、拘束をなくす取り組みにいち早くかかわっていました。2016 年に合併症病棟に異動してきて現場を見た時、点滴でもバルーンでも拘束ありきで、他にルートを抜かれないための工夫がなされず、ちょっとでも患者さんがルートを触ったらミトンを追加する、ということがされていました。最初は「合併症病棟ではこの程度で拘束しているんだ」と驚きましたが、「もう少し工夫をすれば拘束しなくてもよくなるのでは？」を言い続け、認知症病棟で行ってきた工夫を見せることで、少しずつ変わっていったように思います。

中田　認知症病棟での経験が役に立ったということですか。

小野寺　そうですね。**工夫をすればほとんどの拘束はしなくてもよくなるという例を、実践の中で見せていく**ことで、合併症病棟でも拘束が自然と減っていきました。

　点滴にしても、3本あるものが2本にならないか、このバルーンは本当に必要かなど、**どういう条件をクリアすれば拘束をしなくていいのかという視点**で看護師内でも話ができるようになっていきました。それを医師とも話し合い、歩み寄りができるようになって、拘束が大きく減ったという印象があります。

中田　取り組みの過程で、看護師から反対や心配する声は上がりませんでしたか。

小野寺　拘束を減らす成功体験を1つずつ皆が積んでいって、「この程度だったら拘束しなくて大丈夫だよね」と体感できると、拘束ありきの意見が減っていきました。「この前の患者さんはもっと大変だったけれど、拘束しなくてもなんとかなったから、この患者さんも大丈夫なんじゃない？」と、だんだん幅を広げていきました。でも、そういう良い循環をつくるには、時間が必要だったとは思います。

中田　具体的にはどのように「見せていった」のですか。

小野寺　「この患者さんはすぐベッドから降りてしまう」という場合は、「ベッドの片側を壁に付けて、1つの側からしか降りられないようにして、そこに安全を施せばいいのでは」と伝え、方法を示したり。他にも、「バルーンのルートをパジャマの足元から出せば、手が届きにくくなりますよ」とか、「点滴台を頭のほうに置いて本人の視界に入らないようにすると、ルートに触らなくなりますよ」というように、具体的にスタッフに指導しました。

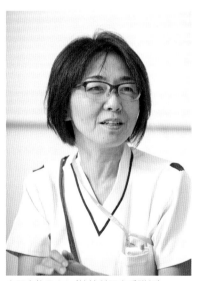

そうするとだんだんと拘束しなくても大丈夫、という雰囲気になっていき、**現時点では病棟に拘束が付いている患者さんは1人もいません。**ただ先ほど井藤先生が言われたように、精神症状が強い患者さんの場合は、点滴の意味を理解できないので難しいところです。そういう意味でも、精神疾患ごとの認知のあり方を把握する、精神科看護の知識は必須だと思います。

小野寺礼子さん（精神科認定看護師）

「患者さんとご家族のため」を中心に
スタッフ間のコミュニケーションが増加した

中田　看護師から医師に「夜間は点滴を外してください」などの意見を言うことについて、他の病院の方から驚かれたことがあるのですが、そういう対話がこの病棟ではできるのはなぜだとお考えですか。

久保　井藤先生が対話を重視してくださるからだとは思いますが、医師と看護師で「どうしてあの患者さんはまだ拘束をしているの？」というような会話は、日常的にいろいろな所で交わされています。行動制限に関する毎日のカンファレンスで皆が認識を共有していますし、日頃のやり取りの中で、「本人は何を望んでいるかな」「ご家族はどうしたいかな」と、**相手の立場で話し合うことが当たり前になっている**と思います。

中田　全般的に看護師さんと医師、医師同士のコミュニケーションが、前よりも増加したということですか。

下山　確かに、医師と看護師との普段の会話も増えたと思います。そういう会話の中で、思っていることが言えるようになったり、本音が聞けたり、カンファレンスの場でちょっと言いにくいことも伝えられた経験を繰り返すうちに、「この患者さんに対してはこうしたい」という話がどんどんできるようになってきたように思います。

どうなれば拘束を外せるのか、
見通しを持った説明を

中田　身体合併症のある方の拘束がなかなか減らないという悩みは、他の病院でも多いようです。また逆に、拘束しないことを優先するあまりに、拘束が必要な患者さんは引き受けない、という状況もあるようです。最後に考え方のヒントをお話しいただけたらと思います。

井藤　「拘束の最小化」という目標はわかりやすいし、誰もが「いいですね」という言葉ですが、**医療機関の第一の使命は医療を提供すること**であって、「拘束が必要な患者は引き受けられない」、つまり医療機関本来の使命よりも拘束しないことが優先されている状態は、間違っていると思っています。

下山　私も同意見です。必要な時期には拘束を行うわけですから、完全に拘束をゼロにするのは難しい。しかし拘束する場合も、カンファレンスでは先の見通し

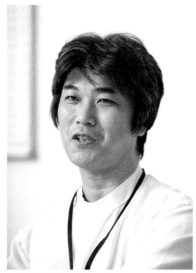

下山朋洋さん（看護師長）

を持って、今はこうだから拘束をするけれど、こうなったらやめるというように、終了時期についても決めていきます。**見通しを立てたうえで開始すれば、自然に拘束は少なくなっていきます。**

　また、拘束している患者さんが多いと1人1人を看きれませんが、数が少なければ、個々の患者さんについて「こうしたら外せるのでは」という話し合いが深められる、という面もあります。

小野寺　**まずは1人ずつ拘束を外していくことが大事だと思います。**そして1人の拘束を外すためには、その患者さんにどれだけ時間をかけられるかがポイントです。と言っても、看護師1人がずっとその患者さんに付いていることは難しいですから、時間をかけるためにはチームの力が絶対に必要です。**チームで協力できる環境を整えていくことも、**拘束を減らす策の1つになると思います。

久保　かつて拘束が多かった頃も、医師や看護師はそれが必要だと思うから拘束をしていたのであって、今はその「必要さ」についての認識が変わった、ということだと思います。

　必要な拘束とは"説明できる拘束"だと私は思っているのですが、それは「ルートが入っているから拘束します」という説明ではなく、先ほど下山さんも話したように、「患者さんはこういう理由で管を抜いてしまうリスクが高く、その管が抜けてしまうとこういう理由で困るので、一時的に拘束をします。でも、こういう工夫により抜かれないようにできれば拘束を外します。そしてこういう身体状態になったら管を抜きます」というような**見通しを持った説明**です。それを行うようにすれば必然的に拘束の数は減っていき、その患者さんたちに時間をかけてかかわることができ、より減らせると思います。

中田　ありがとうございました。

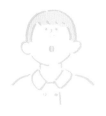

事例 | 08

アルコール依存症の 50 代男性。**中心静脈栄養（CV）が挿入**されたが、状態の改善に伴い自己抜去のリスクが高まった事例

> このようにかかわった

刺入部を触れないための装具を工夫しつつ、拘束せず、スタッフの目で自己抜去を防止した。

［患者紹介］H 氏、50 代、男性、アルコール依存症、アルコール性精神病
［現病歴］幼少期からあがり症で、人前が苦手であった。大学入学後に母が倒れ、家業を手伝うために大学を中退。しかし家業がうまくいかずに倒産し、以後、生活保護を受給。その頃より不眠が出現し、飲酒量が増え、アルコール依存症を発症。精神科病院に入退院を繰り返していたが、禁酒には至らなかった。自室で倒れているところを父親が発見し、外傷性くも膜下出血と診断され、開頭血腫除去術および外減圧術施行。術後のリハビリ目的で当院に転院になった。

入院後の状況

　入院時意識レベルは JCS Ⅰ-3 から Ⅱ-10。自力での体動は見られず、ベッド上臥床で経過していた。経口摂取はできず、中心静脈栄養（CV）での補液と経管栄養を実施していた。意識レベルの状態および ADL の状況から、身体拘束は実施せずに経過を観察した。

　入院後 5 日目から意識レベルの改善に伴い、CV や経鼻チューブの自己抜去の可能性が高まったと判断し、カンファレンスで検討した。

身体拘束しないための方策

刺入部にフェイスタオルを巻き、触れないようにする

　CV は内頸静脈に挿入されていたため、写真 1 のように頸部にフェイスタオルを巻きテープで固定することで、刺入部に触れることができないように保護した。

150

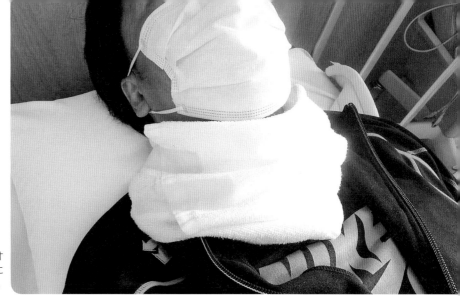

写真 1
頸部にフェイスタオ
ルを巻き刺入部に
触れないよう工夫。

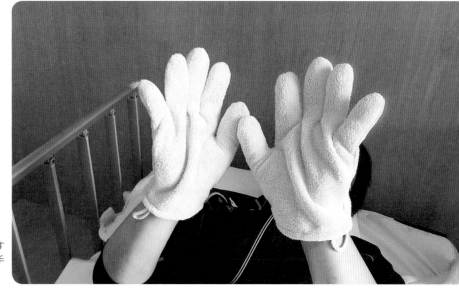

写真 2
自己抜去を防止す
るため防寒用の手
袋を装着。

見守りを強化し、防寒手袋で経鼻チューブ抜去を防ぐ

　経鼻チューブについては、経管栄養注入中に自己抜去されると誤嚥性肺炎にな
るおそれがあるため、抜去防止目的として人目のあるホールで注入を実施し、そ
の間看護師が見守りを強化する対策を実施した。

　入院後 33 日目に初めて経鼻チューブの自己抜去が見られた。「鼻が……」と
話し、鼻腔の違和感を訴えた。再度カンファレンスで検討し、注入中以外も写真
2 のように防寒用の手袋を装着し、自己抜去防止に努めた。しかし、1 週間に 3
回程度の自己抜去が見られた。

経口摂取の可能性を早めに探る

　CV についても刺入部を触れる様子が見られ始め、自己抜去のリスクが高まった。そこで CV の抜去ができないか、医師と看護師、言語聴覚士で検討を重ねた結果、注入による栄養摂取と並行して経口摂取を開始することになった。単品食の摂取から徐々に食形態を上げ、十分な食事摂取量の確保が可能となり、入院後 45 日目に CV を抜去できた。さらに、入院後 50 日目には経管栄養も終了となった。

このケースのポイント

状態の変化を見てリスクを判断する

　第 1 段階として、本当に身体拘束が必要な状況か判断することが求められる。今回のケースは、意識レベルの低下があり、体動がなかったことと、せん妄がなかったことからルートトラブルのリスクはないと判断し、入院当初は身体拘束をせずに様子を見ていた。

　第 2 段階では、患者さんの状態の変化に早期に気づき、対応することである。治療に伴い、状態は日々変化し、それに伴いルートトラブルのリスクも変わる。今回は、患者さんの意識レベルが回復していくにつれ抜去の可能性が高くなるため、予防策を検討した。自己抜去すると身体損傷の影響が大きい CV が抜かれないようにすることを最優先に考え、フェイスタオルで刺入部を保護する方法を選択した。胃管については、注入中に自己抜去されると誤嚥性肺炎のリスクが高まるので、その防止に重点を置き、見守りを強化した。

患者さんなりの自己抜去の理由を考え、身体拘束以外の対処法を取る

　第 3 段階としては、実際にルートトラブルが起こった後の対処を考えることである。ルートトラブルが起こると、看護師は「もう身体拘束をするしかない」と考えがちになる。しかし、ルートの自己抜去という行為には、患者さんなりの理由が存在している。

　今回のケースでは、意識レベルの回復に伴い、感覚器が回復したことにより鼻腔に違和感が出現したこと、そして経鼻チューブの必要性を理解できる力が不足していることが自己抜去の原因であるとアセスメントした。

　だからといって身体拘束を選択するのではなく、最低限の予防策として、ミトンではなく、手指の動きにより制限が少ない防寒用手袋を選択して着用してもらい、自己抜去の防止をはかった（しかし、防寒用手袋であっても行動制限の一種であると

いう意識を持って、早期に外せるように努める必要がある)。

担当看護師から一言

　私はいつも、身体拘束の3原則(「切迫性」「非代替性」「一時性」)に立ち返り、事例を考えるようにしている。今回のケースでは、抜去されたら再挿入が容易ではないCVルートが入っていた。しかし、私は3原則に当てはまる状態ではないと判断し、身体拘束以外の方法を選ぶ余地があると考え、チームに提案し、先に述べた方法を実践した。

　看護はチームで行うものである。1人の看護師がこうした自己抜去防止方法により身体拘束を回避できると考えたからといって、そのまま実践できるものではない。身体拘束をしないという選択をするためには、チームの力を高めることが何よりも大切であった。

　今回の事例では、挿入されていたルートがCVであったため、実際には身体拘束をしないということに躊躇する看護師もいたが、それでも「拘束せずに見守る」「看護師間で声をかけ合い協力しよう」と言い続け、実践したことで、「私たちは身体拘束に頼らずとも看ることができる」という自信が職場に芽生えていった。

数年前であれば、間違いなく身体拘束していた事例であったと思う。枠にとらわれず、「まずはやってみよう」とチャレンジする職場づくりが身体拘束ゼロへの一歩となる。

(小野寺礼子・精神科認定看護師)

がん末期で転院してきた 40 代男性。
ルート自己抜去、せん妄など、
リスクが重なっていた事例

このようにかかわった

リスク予防を最優先にせず、状態の変化に応じて 柔軟に身体拘束以外の方法を試した。

〔患者紹介〕I 氏、40 代、男性、統合失調症、せん妄、肺扁平上皮癌

〔現病歴〕精神科病院（他院）にて統合失調症で長期に入院していた。肺がんが発覚したが、それによる精神症状の増悪はなく、ただ気分の落ち込みや禁煙のつらさなどを語っていた。その後肺がんが腰椎に転移し、下肢麻痺が生じ、一般科病院（他院）に入院。見当識障害、幻視が出現し、せん妄状態となった。不穏も強く、体幹・両上肢拘束がなされた。嚥下機能低下、聴力低下も出現し、頭蓋内病変の進行が疑われた。今後の療養と緩和医療のために当院に転院となった。

入院後の経過

　入院時、持続点滴を行っていたが、点滴を抜こうとする行為や起き上がり動作が見られた。環境変化や点滴といった治療に対する不安や困惑が、さらにせん妄を助長させている印象があった。内科主治医と精神科主治医で話し合い、苦痛なく過ごすことが大切だと判断し、点滴ではなく内服で対応する方針となった。

　嚥下機能低下はあるが、本人、家族の意向もあり、誤嚥に注意して経口摂取を続けた。食事時間に合わせて可能な限り車椅子に乗車してもらい、身体を起こした姿勢で食べられるようにした。聴力低下により医療者からは筆談、本人側からは口頭で会話をした。ケアの前には声かけを行い、筆談で丁寧に説明した。

　せん妄のコントロールには向精神病薬の内服が必要であったが、内服拒否が見られた。衝動が自制できずベッドから降りようとする行為が頻回に見られた。センサーマット、離床センサーを使用していたが、下肢麻痺もあり重大な事故につながる可能性があった。実際にベッドから転落したこともあり、せん妄コントロールのために、一時的に経静脈投与と体幹拘束を行った。

　疼痛に関してはオピオイドを使用。本人は痛みの程度をうまく訴えることができないためフェイススケールを用いて看護師からこまめに声かけを行った。オピオイドは貼付薬だったが自分で剥がすこともあり、一時的に内服へ切り替えたり、貼付場所を変えたりした。

　母親は遠方から面会に来ており、少しでも長い時間そばに寄り添えるよう面会時間を考慮した。日々、行動制限を最小化できるようカンファレンスを実施。ベッドにも工夫を施し、最終的には体幹拘束をせずに経過できた。静かな環境で安らかに過ごせるよう、モニターのアラーム音にも配慮してベッドサイドモニターは使用しなかった。母親に看取られ静かに最期の時を迎えた。

身体拘束を最小化するための方策

ルートを抜去されないための工夫をする

　入院当初から、本人が苦痛を感じることなく安楽に過ごせるようにすること、そして行動制限を最小限にすることを医師、看護師、精神保健福祉士などの多職種チームで共通認識としていた。

　ルートトラブルの可能性があるのならできるだけ点滴ではない方法を考える、看護師が常時観察できる時間に行う、といったことを試行した。また、点滴ルートの抜去予防のために写真1〜7に示すいろいろな方法を試みた。トラブルがなければ、それを理由とする身体拘束を回避することができるためだ。

　Ｉさんには尿閉があり膀胱留置カテーテルが挿入されていた。自己抜去をしたこともあったが、身体拘束をすぐには選択せず、カンファレンスで自己抜去防止について検討した。「蓄尿バッグが接続されていなかったら」「ルートがもっと短かったら」「違和感があったのかも」などいろいろな意見が出た。適切に挿入されているかを確認して、カテーテルの長さを短くして目に触れないようにし、動きを邪魔しないようDIBキャップ（カテーテルの尿排出口にする栓の一種）を使用することにした。

ベッド周りの環境的危険を減らす

　ベッド柵に身体をぶつけてしまいそうな時は、ベッド柵カバーを利用して身体損傷を防いだ（写真8）。これにより、「ベッド柵に身体をぶつける」という理由での身体拘束を回避することができた。

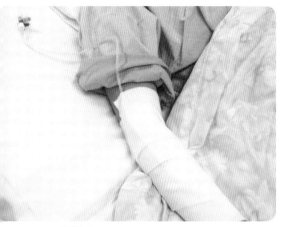

写真 1
点滴の刺入部が本人から見えないように包帯で
隠す方法。

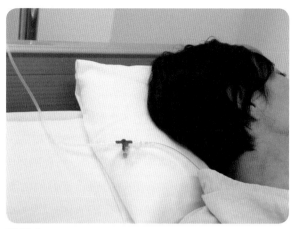

写真 2
点滴ルートが見えないように襟元から出す方法。

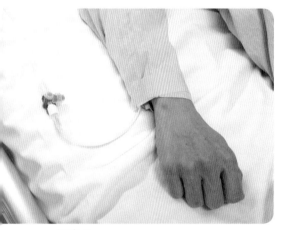

写真 3
袖口をテープで止め、点滴の刺入部を隠す方法。

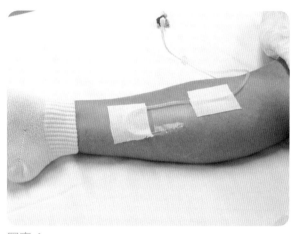

写真 4
血栓リスクを評価したうえで、下肢からルートを確保
する方法もある。

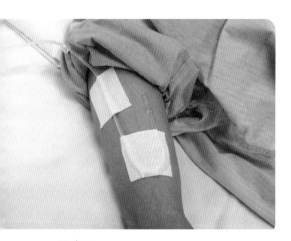

写真 5
前腕よりも、上腕からルートを確保し衣類で隠
すほうが本人はルートが気にならない。

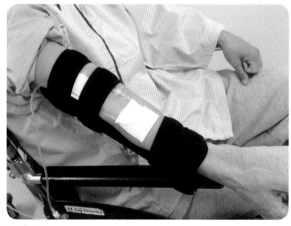

写真 6
正中で点滴確保しなければならない場合は、シーネ
を利用することで腕の可動域を狭め、滴下不良を予
防するとともに、ルートに触れにくくできる。

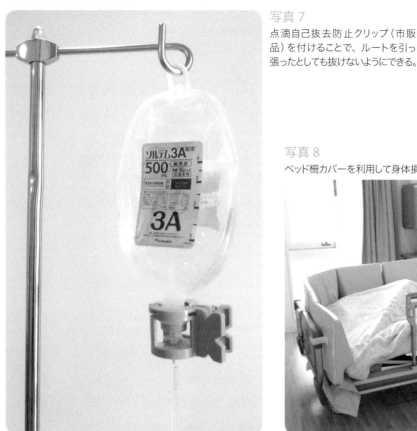

写真7
点滴自己抜去防止クリップ（市販品）を付けることで、ルートを引っ張ったとしても抜けないようにできる。

写真8
ベッド柵カバーを利用して身体損傷を防ぐ。

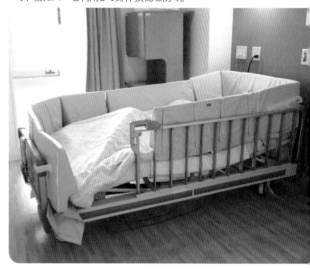

経口摂取をできるだけ継続する

　嚥下障害があり経口摂取は難しい状況ではあったが、本人、母親の希望もあり、トロミの使用やゼリーなど本人の好みや摂取しやすいものを模索しながら経口摂取を続けた。母親が介助している時はむせることも少なく、ふたりにとっては残り少ない貴重な触れ合いの時間だった。少なからず経口摂取ができたことから、補液をしないで過ごすことができた。

刻々変わる状態に合わせて柔軟に方法を考える

　ベッドからの転落予防として、センサーマット、離床センサーを使用していた。一時的に身体拘束が必要になった時期はあったが、その後もセンサーマットの使用やベッドサイドレールを活用するなど、その時々のIさんの状態に合わせてさまざまな方法を活用し、柔軟に対応した。体幹拘束といった直接的な行動制限は行わないようにカンファレンスで検討を重ねた。最終的には本人が自由に動けるように超低床ベッドを使用し、床にマットレスを敷き、ステーションに近い観察しやすい部屋に移動するなどの対応をし、身体拘束を行わなかった。

このケースのポイント

　リスク予防を最優先に身体拘束を選択するのではなく、患者さんや家族が何を望んでいるのか、多職種で話し合うことが重要である。また、柔軟にいくつもの方法を試し、最良のケアを提供する努力を継続することが大切である。一度うまくいかなかったことでも、次はうまくいくかもしれないので、トライすることが大事。

担当看護師から一言

　多くの人が最期を迎える段階になって初めて死と向き合う。望むべくは健康な状態の時から最期をどう迎えるかを話し、医療者と共通の認識を持っておきたい。

　今回は、転院されてきた事例であったことや精神疾患の影響で、本人がどう過ごしたいと思っているのか、治療をどのように考えているのかを知ることができなかった。そこで受け持ち看護師による働きかけへの反応から、何を望んでいるのか、どうしたいのかを想像し、多職種で話し合い、自分ならどのように最期を迎えたいのかを考えてケアにあたった。

　もしかしたら I さんは最後まで元気になる、退院できると思い、それが叶うならどんな治療を受けてでも元気になりたいと思っていたかもしれない。治療の過程の中で死と向き合えるような環境をつくることも大切である。看護師は生と死にしっかりと向き合わなければいけない。

　なお、身体拘束は身体の治療が必要な場面でもするべきものではないとしっかりと心に留めておかなければいけない。それなしには、身体拘束に流れてしまい、看取りの最終段階まで縛られた状態になっていただろう。

（横溝友明・看護師）

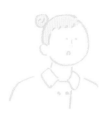

事例 10

認知症が進行した70代女性。ミトンを外す時間を長くしたいが、**経鼻チューブを自己抜去される**ジレンマがあった事例

このようにかかわった

本人の様子を見ながらミトンを外す時間を設け、安全への配慮と、本人の安楽の両方を臨機応変に追及した。

〔患者紹介〕J氏、70代、女性、アルツハイマー型認知症

〔現病歴〕息子家族と同居。日中は夫と共にデイサービスへ通っていた。同居している息子夫婦とその子どもたちの援助を受け、家族関係も良好であった。言葉が出にくいといった症状が出現し、他院を受診後、アルツハイマー型認知症の診断を受ける。緩やかに症状が進行し、1年前から動作緩慢や転倒の増加が見られた。失禁が増え、トイレでの動作にも介助が必要となった。食事ではむせこみや自力での姿勢保持が困難なために鼻から食事が出るなどの状態が見られた。また、突発的に大きな声を出すことや反対に何も話さなくなるなどの症状が見られた。その後突如、歩行困難や発熱が見られ、受診の結果、脳出血が認められ、入院となった。今回の入院を契機に症状の悪化や急激な認知症の進行が見られるようになった。

入院後の経過

脳出血、肺炎、脱水の診断で、内科的治療が行われた。入院後から発語はほとんどない。嚥下機能は低下し経口摂取が不可能な状態となり、急激な認知症の進行が見られた。自ら手を動かすことはできたが、姿勢の保持や体動は見られなくなり、ADLは全介助の状態となった。内科的な治療を進めることと、栄養を摂るために経管栄養を開始することを、家族と多職種との話し合いにより決定した。

経鼻チューブを挿入した日、看護師が少し目を離した際に、チューブを自己抜去する事象が発生した。内科的治療を進めるためにも経管栄養療法は必要であっ

たため、多職種で話し合い、両手にミトンを使用することとなった。

　Jさんからの意思表示はほとんどなく、ミトン装着の際にも抵抗することはなかった。しかし、時おり口を大きく開けて眉間にしわを寄せ、「あー」と声を出していた。

行動制限を最小化するための方策

ミトン使用中の不快感を患者さんの立場で考え、外す時間を作る

　毎日のカンファレンスでJさんの状態をアセスメントし、ミトンの使用時間の短縮、ミトンを使用していない時の自己抜去の防止策について話し合いを積み重ねた。Jさんが入眠している時間や、看護師がJさんにケアを行っている時には積極的にミトンを外し、臨機応変に対応した。また、使用するミトンもなるべく拘束感が減じるものを選び、変更していくようにした（写真）。

　意思疎通が困難な患者さんの場合、訴えがないため、医療者側の考える安全ばかりが優先されることになりがちである。Jさんの場合、自発的な発語やコミュニケーションが困難であっても、経鼻チューブを自己抜去するという行為から意思が感じられた。誰しも、鼻に管を入れられ、頬や鼻先にテープで異物を固定されることには不快さを感じるものである。不快と感じるものを取ろうとすることは当たり前の行為であることを忘れてはいけない。

朝と昼のカンファレンスでミトンの解除を検討する

　病棟の行動制限カンファレンスは、朝の申し送り時と午後の業務開始時に行われている。その際に、ミトンを外した時に本人がどのような様子だったか、その

写真　ミトンの種類

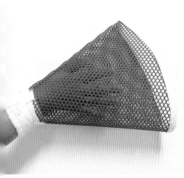 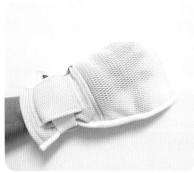 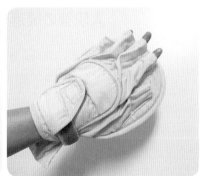

（左）手指の通気性と動きの自由が確保できるミトン。（中）手指全体を覆うが、手背部がメッシュとなり通気性が確保されるミトン。（右）動きは制限されるが、指先だけは外に出すことができるミトン。

反応を話し合うことで、臨機応変にミトンの使用を解除することにつなげられた。しかし、当病棟に入院していた約2か月の間、ミトン使用を解除していた時間に2回ほど経鼻チューブの自己抜去に至ってしまっている。

担当看護師から一言

　この事例では、患者の安全を守るため、治療を進めるため、経鼻チューブによる栄養が必要ではあったが、自己抜去されてしまうと、その後の再挿入による苦痛がある。看護師としては、ミトンを使用せずに安楽に過ごしてほしい一方で、再挿入による苦痛を感じさせたくない。そのようにかかわりの中では多くの倫理的ジレンマが生じていた。これらの倫理的ジレンマを一気に解消しようとすれば、行動制限を強化する方向に進まざるを得なくなってしまう。

　Jさんに限らず、認知症の患者さんは不快や苦痛の気持ちをうまく表現することができない場合が多い。そのため、相手が何を考え感じているのかを、相手の立場になって想像する看護がポイントとなる。患者さんがわずかに見せる苦痛の表情や発語から感じているものを想像し、できるだけ苦痛なく過ごせるケアを考えていく必要がある。

　安全ばかりに気を向けるのではなく、患者さんにとっての安楽を職員全体で自然と考えられる病棟の風土をつくり、拘束を最小化できるように日々のカンファレンスの充実をはかっていくことも重要である。

（土屋華代・認知症看護認定看護師）

認知症の80代男性。前院で食事摂取は困難と判断され、経管栄養に。自己抜去防止のために**拘束**され、**衰弱**した状態で転院してきた事例

点滴は、**ルートを抜かれないさまざまな工夫**により身体拘束なしで乗り切った。経口摂取にも挑戦し、嚥下機能を回復し、退院へ。

［患者紹介］K氏、80代、男性、認知症

［現病歴］2年前に認知症を発症。半年前までは家で生活し、食事摂取もできていた。急激に認知症が進行し、食事摂取ができなくなり、前院（療養型病院）では経管栄養を実施していた。ルート抜去予防のため、経管栄養中は両上肢拘束を実施されていた。拘束されている間、苦痛を訴え、日に日に衰弱していく患者を見かねた家族は、訪問看護を導入し自宅退院を選んだ。しかし全介助が必要な状態だったため、退院後2週間で在宅介護が限界となり、当院へ入院となった。

入院後の経過

　前院のサマリーには「食事摂取は困難」との記載があった。だが本人と家族へ前院および退院後の様子について丁寧に聞いていくと、経口摂取の可能性が見えたため、嚥下状態の再評価を行った。とろみ剤を使用すれば嚥下は可能だが、1回に摂取できる量が極端に少なく、経口摂取だけで栄養と水分を確保することは難しいとわかった。そこで点滴を併用し、口からは食べたい時に食べられるものだけを摂取してもらうことにした。

身体拘束をしないための方策

手間を惜しまず経口摂取の回復を目指し、口から食べる介助を続ける

　点滴や経管栄養などのルート類を自己抜去されないためには、ルート類をなくすことが一番である。そのためには、できる限り経口摂取が可能となるように根気強くケアを行うことが必要だ。

　このケースでは、前院からは経口摂取困難という情報が届いていたが、目の前にいる患者さんを再評価したところ、経口摂取の可能性が見出されたため、口から食べることに挑戦し始めた。

ルートが本人の目に触れない工夫をする

　ルート類が本人の目に触れないよう、写真1、2のような工夫をした。

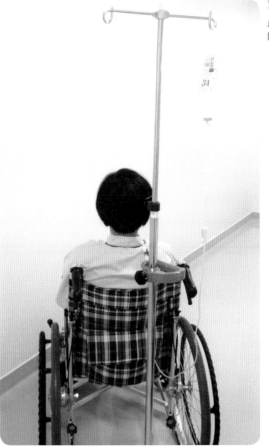

写真1
点滴台を車椅子の後方に設置し、視界に入らないようにする。

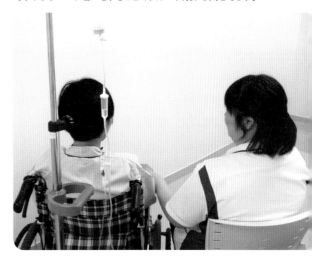

写真2
点滴や経管栄養実施中は、看護師がそばで会話をしたり、レクリエーションをすることで、ルート類から気をそらす。

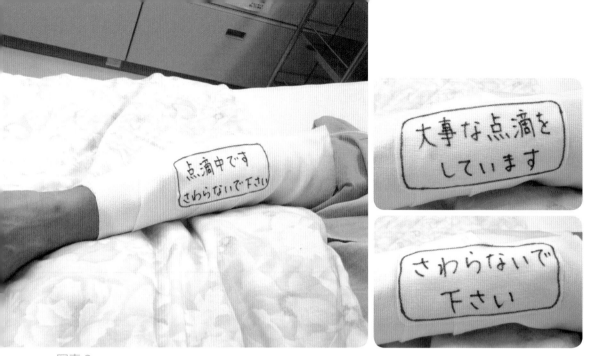

写真 3
ルートを患者さんから見えないよう工夫するのとは逆に、注意を促す文字を包帯に貼付することで、触らなくなることがある。

包帯に「触らないで」のメッセージを書いて行動を抑止する

　ルートを患者さんから見えないように工夫するのとは逆に、注意を促す文字を書いて包帯に貼った (写真3)。この方法には一定の抑止効果があった。

食べられる時に食べられる物を提供。時間にこだわらない

　一般的に病院では朝・昼・夕の食事時間が決まっているため、それ以外の時間での食事摂取や間食は制限されがちである。しかし、認知症の患者さんは食事摂取にムラがあるケースが多い。特に精神症状が悪い時は、決まった時間での食事摂取だけでは1日に必要な栄養・水分が摂れないことがある。

　そのような場合、点滴を実施するのではなく、本人が食べたい (飲みたい) 時に栄養・水分を補給する工夫をしている。入院時に昼夜逆転しているケースでは、夜中にジュースや栄養補助食品で栄養を補うこともある (もちろん、誤嚥・窒息には細心の注意を払いながら)。 このケースでは家族に本人が好きな食べ物を持ってきてもらい、面会時に少量ずつ摂取してもらった。当初はとろみフルーツ1皿を食べるのがやっとだったが、徐々に食べる量が増えていった。そして2週間後には半量を摂取できるようになり、1か月後にはほぼ全量摂取が可能となり、点滴は終了となった。経験的には、食事・水分摂取が整っていくと、精神症状が安定し、昼夜逆転も改善され、1日3回の食事が可能となることもある。

結果

入院直後からADL維持を目的にリハビリを導入していたが、1か月を過ぎた頃から自分でスプーンを持ち、食べることができるようになった。食事摂取が可能となったことで、自宅退院に向けてケースワークを進め、退院後の支援を整え、入院から3か月後に自宅退院となった。

担当看護師から一言

入院時はKさんが食べられるようになるとは思えなかった。しかし、毎日根気強く食事介助を続けることで、少しずつ食べられるようになった。入院2週間目の頃、妻が前院で撮ったという携帯写真を見せてくれた。そこには、経鼻チューブを挿入し、両手を拘束され、生気を失った表情をしたKさんが映っていた。Kさんご本人、そして家族のつらい気持ちが痛いほど伝わってくると同時に、看護師としてなんとか頑張ろう、という気持ちになった。

毎日の積み重ねの結果、Kさんがスプーンを持って自分で食べることができた時は、看護師みんなで声を上げて喜んだ。その様子を見た妻は「こんな日が来るなんて、ほんとに思っていませんでした」と涙ぐんでいた。

Kさんが「おいしい」と言い笑顔を見せてくれた時、そして妻の流した涙を見た時、諦めないでケアを続けることの大切さを学ぶとともに、看護の喜びを感じた。

身体拘束をせずにケアすることは、時間も手間もかかるが、身体拘束をしないほうが結果として回復へつながることを多く経験している。特に高齢者のケアにおいては、身体拘束をすることにより、回復が遅れ、寝たきりのリスクが高まる。

毎日忙しい病棟の中では、効率良く仕事をするように求められることもある。食事の時間内に食べ終わらないと、「この患者さんは経口摂取が無理」と判断されがちだ。しかし、1人1人の患者さんに合わせて時間と手間をかけることを忘れてはいけないと思う。

（中田信枝・精神科認定看護師）

緊急措置入院の アルツハイマー型認知症の 60代男性。拘束具により 2日目に**圧迫創傷**が生じた事例

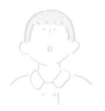

脆弱な皮膚は損傷しやすい。**皮膚の保護**を実施し、短期間での拘束終了を目指した。

〔患者紹介〕L氏、60代、男性、アルツハイマー型認知症

〔現病歴〕5年前より物忘れが目立ち、運転中に道に迷ったり、注文したものを忘れたり、意欲が低下し仕事にも行けなくなり、アルツハイマー型認知症と診断された。元来は穏やかな性格であったが、機嫌が悪くなりやすく家族に暴言を吐くようになった。仕事は退職し、週3回デイサービスを利用し（要介護4）、月1回通院していた。入院となった日は朝から不機嫌で、家族に「出ていけ、ぶっ殺すぞ」と暴言があった。暴言はやまず、家族の頬を叩き、瓶やコップを投げ、誰もいない空間に叫び、壁を棒で叩くなど興奮状態が続いた。そのため家族が110番通報し、警察官5名で対応するが、疎通は著しく不良で興奮状態は治まらず、他害行為に及ぶ可能性があるとの判断で、当院へ緊急措置入院となった。

入院後の経過

入院時、精神運動興奮状態のため鎮静剤を投与し、隔離となる。血液データより脱水や高CK血症があるため点滴治療が開始となるが、興奮状態で安静が得られないため、治療の継続や患者の安全目的で、体幹・上肢・下肢拘束が開始となった。BMIは23.4。皮膚の乾燥や浮腫があった。

入院2日目、易怒性が高く、やや不穏な状態であった。行動制限カンファレンスを経て、身体拘束の実施時間を短縮するため点滴治療は夜間に行うこととなった。10時〜16時は身体拘束を解除して隔離に。この時に右手関節部と左足関節部に紅斑や水疱が発見され、皮膚・排泄ケア認定看護師である私へ相談が

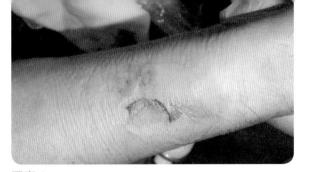

写真 1
右手関節部：(DESIGN-R) d2-e3s6i1g0n0p0
計 d2-10 点

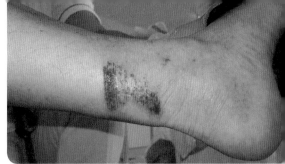

写真 2
左足関節部：(DESIGN-R) d2-e3s6i1g0n0p0
計 d2-10 点

あった。拘束帯による医療関連機器圧迫創傷であったため、ポリウレタンフィルム材を貼付し、観察を継続することにした。

　入院 3 日目、血液データが改善したため、点滴治療は終了となり、身体拘束も解除となった。発語は少ないが、穏やかな状態であった。この時、右手関節部と左足関節部の水疱は破疱し、ポリウレタンフィルム材内に水疱内液が貯留していた（写真 1、2）。発生から 1 週間以内の急性創傷であるため、経時的変化を観察する必要があり、外用薬による保存療法を行い、炎症・感染徴候と創状態の変化について注意深く観察した。

　入院 15 日目、右手関節部と左足関節部の創傷は上皮化したため治癒と判断した。

このケースのポイント

高齢者や興奮状態にある患者の皮膚に注意する

　身体拘束は患者の動きを制限するため、持続的な圧迫や摩擦・ずれにより拘束部位に紅斑や水疱が発生する可能性があることを認識し、治療や看護を行う。高齢者やるい痩（そう）がある患者、乾燥や浮腫、発汗による浸軟のある皮膚は脆弱であり、軽微な圧迫や摩擦・ずれにより損傷しやすいため、観察や保清、保湿、保護が必要である。特に、興奮状態などにより体動が多く、拘束部位に著しく外力が生じる場合は、早期より保護を行う。

医療関連機器圧迫創傷予防のためのポイント

- 観察：拘束部位の皮膚状態を観察する。
- 保清：発汗がある場合は清拭する。
- 保湿：皮膚の乾燥や浮腫がある場合、保湿剤を塗布する。
- 保護：摩擦やずれの低減目的にポリウレタンフィルム材を貼付する。

　圧迫や摩擦・ずれによる外力を低減するために、シリコンゲルドレッシング材（写真 3）やギプス用包帯（写真 4）で保護する。

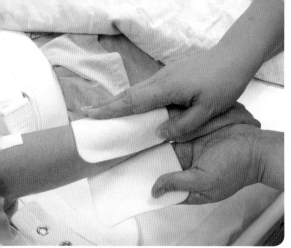
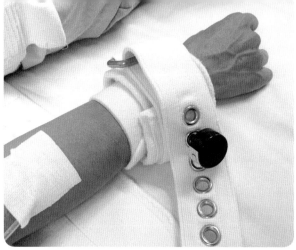

写真3
シリコンゲルドレッシング材（エスアイエイド®）を貼ってから拘束具を巻く。

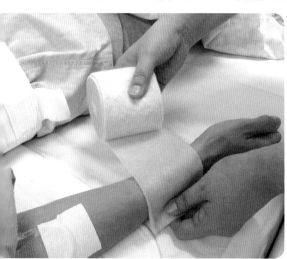
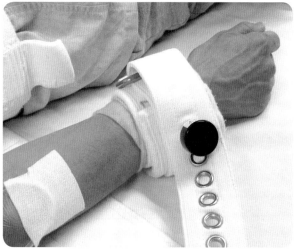

写真4
ギプス用包帯（オルテックス®）を貼ってから拘束具を巻く。

担当看護師から一言

　このケースは、拘束帯の圧迫や摩擦、ずれにより発生した医療関連機器圧迫創傷であり、褥瘡の範疇に属する。この場合、医療関連機器を装着する部位の観察やスキンケアなどの予防的介入が必要である。

　今回、右手関節部と左足関節部に圧迫創傷が発生した。興奮状態が著しい中、拘束帯を頻回に解除して皮膚状態の観察やケアをすることは困難である。そのため、常に拘束帯による圧迫創傷の弊害を考え、身体拘束を開始した時点からドレッシング材による保護を行う必要があった。一方で、日々の多職種による行動制限カンファレンスにより、早期から身体拘束の実施時間を短縮した点や、点滴治療を夜間に変更した点は良かったと思う。

（渡邉飛鳥・皮膚・排泄ケア認定看護師）

救急外来・急性期病棟で
身体拘束なしに大転換できた理由
拘束がなくなり、
医師と看護師のチームワークがよくなった

出席者《発言順》
今井淳司（医師）
藤原雅司（精神看護専門看護師）
中島健児（看護師）
柳瀬太郎（看護師）

司会＝**中田信枝**（精神科認定看護師）

救急外来で急速に身体拘束しなくなった理由とは

中田 この座談会では、救急外来・急性期病棟において、身体拘束をなくす取り組みがどう進められたのかについて、現場にいた医師と看護師の方にお話をうかがいます。

　取り組みが始まったのは、2012年に齋藤院長が松沢病院に着任し、認知症病棟での拘束廃止が進められた後だと思うのですが、「次は急性期病棟で拘束をなくそう」というような、明確な方針があったのでしょうか。

今井 明確な方針があったわけではなく、認知症病棟の他で拘束が多いのが急性期病棟だったので、病院全体で拘束を減らすという流れの中で、取り組みが進

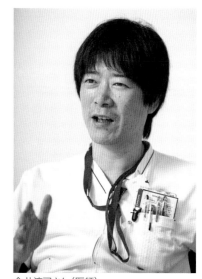

今井淳司さん（医師）

められたのだと思います。僕の理解では、齋藤院長は着任した時から、急性期も含めて拘束をなくすとおっしゃっていました。就任挨拶の時に院長が「この病院の医師は人を拘束して精神療法ができると思っているのか」と言ったのを僕は憶えています。OBも来ているし、現場の医師もたくさんいる中でそう言われて、その場は凍りつきました（笑）。

中田　医師の中には「何を言っているんだ」というような反発があったのですか。

今井　「拘束はなくせないだろう」という空気はあったと思います。また、一方では入院依頼を断らないという動きも始まりましたので、当時はかなり現場も疲弊していました。そのため拘束を減らそうという方針に対しても、「無理じゃない？」「減らしたいけど無理でしょう」という反応でした。

中田　急性期病棟は拘束が非常に多かった歴史がありますよね。患者さんが救急外来で入院を拒否する場合は、「採血しましょう」と言いつつ本当は鎮静をかけてしまい、病棟で拘束をするというのが一連の流れになっていました。それが、他病棟にいた私には、いつの間にか入院してくる患者さんが拘束されなくなっていた、という印象があるのですが、その過程に何があったのでしょうか。

今井　最初は、患者さんが拘束されるたびに、電子カルテになって拘束されている患者さんをすぐキャッチできるようになったので、**齋藤院長が病棟に来て、拘束中の患者さんの所に行って、「この拘束は妥当か」「外せるなら外してください」と医師や看護師とディスカッション**していました。

中田　そうだったんですか。

今井　そうこうするうちに、現場も次第に、**毎回院長がやって来て拘束を外すことになるなら、最初から拘束はしないようにしよう**という感じになっていきました。

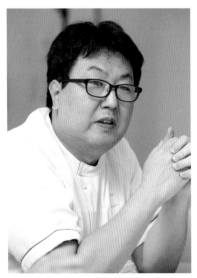
藤原雅司さん（精神看護専門看護師）

お互いの安全を守るために、よくコミュニケーションを取るようになった

藤原　僕は、救急病棟から離れていた時期が5年ぐらいあり、その後に戻ってきたら拘束が減っていた、という浦島太郎状態でした。以前であれば、入院時はほとんどの患者さんが拘束される状態だったのです。それが今は、鎮静の点滴がさ

れていても拘束はせずに、観察のみで、患者さんが覚醒した時に状況を説明して丁寧にかかわっていく、というように変化していました。実際どのように変わっていったのか、当時救急病棟に勤務していた中島さんに聞いてみたいです。看護師の側は、患者さんからの暴力の可能性などを考えると、「拘束しない」というのは不安ではありませんでしたか。

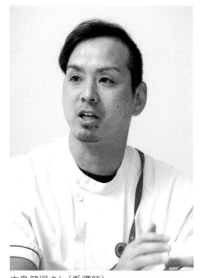

中島健児さん（看護師）

中島　私は、夜間の救急入院の受け皿になる病棟に 2011 年から 2019 年の 3 月までいました。拘束をなくすと聞いた時はもちろん不安でしたが、最初に医師が、僕らが現場で困った時に気がねなく相談できる関係性をつくってくれたのが大きいと思います。「スタッフは何に困っているの？」「患者さんは何が怖いと言っているの？」というように、**医師が看護師の不安を聞いてくれて、患者さんの所に一緒に行って説明や説得をしてくれるようになったんですね**。僕らも「何かあったら先生と一緒に行こう」と思えるようになりました。

中田　鎮静以外でも、脱水への補水を目的に点滴をすることもあると思うのですが、そういう場合も、拘束するのが定番でしたよね。

中島　点滴台が倒れて患者さんがケガをしたら危険だ、ということも心配して拘束をしていました。でも拘束はしない、ということを決めた時に、だったら点滴台を使わずに点滴自体を壁にガムテープで貼ってしまえばいい、という工夫が生まれたんです（第 3 章 事例14 を参照）。見た目はきれいではないですが、拘束しないで点滴ができるように、皆で考えた代替方法です。

藤原　自己抜去もあるにはあったけれど、それでも拘束しないほうを選んだんですよね。

中島　僕らも早め早めに患者さんを見に行くようにしていたので、事故らしい事故はないですね。点滴ルートを振り回したり投げたりというような事故は、記憶にありません。そうなる前に医師と相談して、可能な限り早めに点滴を抜いて、終了しています。

　ですから、**チームワークは良くなりました**よね。医師との間もスタッフ同士も話し合いが増えましたし、**お互いの安全を守るために**、「〇〇に行くので誰か付いてきてください」とか、医師にも「1 人で行かないでください」と言うように

なりました。

鎮静薬は減った！
薬で拘束を代替したのではない

中田　先ほど今井先生から、当初は「無理なんじゃないか」という空気があったとのお話がありましたが、実際にやってみたら無理ではなかったということですね。

今井　まずは、要らない拘束が多かったのでしょうね。以前は「点滴をするなら拘束」という流れがありましたし、「病院到着前に興奮があったから、きっと興奮するだろう」と予測して拘束することもありました。そうした**予防的な拘束がなくなるだけで、かなりの数が減りました。**点滴が必要な場合も先ほどの壁点滴で大丈夫だったり、興奮せずに穏やかにベッドで休まれたりするので、それまでの拘束は何だったんだろうかと思います。

　そしてその先の、やはり拘束は必要だという患者さんについては、皆で知恵を絞りながら拘束を回避する方法を考えました。その難しい患者さんへの拘束が最後に減って、現在の状態に至ったのだと思います。

中田　「急性期病棟で入院時に拘束をしなかったのなら、鎮静薬が増えたんでしょう？」と他の病院の方から聞かれるのですが、実際にはどうですか。

今井　いえいえ、それは違います。薬は減ったんですよ。データがあるのですが、救急病棟では入院時に66％の患者さんに拘束をしていたのが、4年後の2016年には2％と大幅に減っていた。拘束しない分さぞかし鎮静薬が増えただろうと思ったら、**経静脈的鎮静率も有意差を持って減っていた**んです。さらに、急性期の患者さんに限らず病院全体の薬の量も減っている。ですから、**薬で拘束を代替したという話ではない**んですね。

患者さんだって生活者！　心配・気がかりに
応じることで、入院がよりスムーズになった

柳瀬　私は今、救急外来に勤務しているのですが、入院を拒否する患者さんがなぜ入院を嫌がるかというと、幻覚や妄想にとらわれているからというよりは、**社会的なつながりを断たれる不安が強い**んです。**家にいるペットが心配とか、職場に電話をしたいとか、そういう気がかりが多い**です。それに対して以前は、「入院が決まったからもう電話は使えないんですよ」と言っていましたが、今はでき

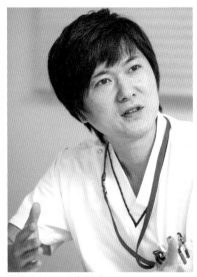

柳瀬太郎さん（看護師）

る限り応えるようにしています。

　もちろんリスクはあるのですが、看護師がしっかり付いて観察できる状態であれば、**ある程度の要望を聞いて、納得していただくと、鎮静せずに病棟へ上がってもらえる例が出てきています。**この前も患者さんが「ご飯を食べたら病棟に上がります」と言うので、一緒に売店へ行ってソファで一緒に食べました。入院に抵抗する患者さんには、「何で入院したくないんですか？」と聞いて、気がかりをキャッチすることも大切だと思います。

中島　入院する前に「仕事の電話をかけたい」という方が多いですよね。

柳瀬　多いですね。

中島　医師も以前とは違って「いいんじゃない」「診察に間に合うならどうぞ」というように対応してくれるようになりました。今は、患者さんが入院するに際して心配なことは1つ1つ消していける環境になっています。

今井　僕は救急外来から病棟に「この患者さんはこういうことを心配しているので、そこは病棟でもフォローアップをお願いします」と申し送っています。

中田　外来では、病棟の看護師が見ていないところでいろいろな対応をしていることがよくわかりました。

スタッフの接遇の質が格段に上がったので、患者さんがむやみに興奮しなくなった

今井　説得がうまく行かない時もありますが、それでも**外来の看護師が根気よく声をかけて落ち着かせると、無駄な不安や怒りを生まずにすむ**ようです。かつては、患者さんが強く出ると医療者側も強気に出て、よけいに患者さんが興奮してしまうことがありましたが、こちらが可能な限り引いて、患者さんの怒りを増幅させないような努力ができています。

柳瀬　**ギリギリまで鎮静薬を使わずに対応できるように、外来の緊急コールを増やしたんです。**今までは医師の机の下にしかなかったのを、診察室のバックヤードや待合室など、どこにいてもポンと押したら緊急コール発生で応援が来るよう

になっています。そういう保険があるからこそ、ギリギリまで鎮静せずに対応できます。

中島　それと関係すると思うのですが、外来の段階で自主的に内服し、鎮静されることなく病棟に歩いて入院される方が増えた気がします。入院後に病棟で薬が出されても、内服が2回目なのでスムーズで、飲んでくれなくて僕らが困るようなことが減っていますね。

中田　外来で薬を飲んでもらう時は何と言うんですか。

柳瀬　医師が患者さんに、過去に飲んで落ち着いた経験のある薬などを聞いて、「安心のために今のうちにそれを飲んでおきましょうか」というように話します。渋っている患者さんには、看護師が声かけをしてバックアップします。

中田　拘束をしなくなって、患者さんからの暴力はどうでしたか。

中島　拘束を減らし始めた時はスタッフがケガをすることもありました。でも、それですぐ拘束ということにはならず、スタッフはその場をとりあえず立ち去って、説得できる別のスタッフに交代したり、医師を呼んで事情を聞いてもらったりして対応しました。

　もちろん夜間などは少人数で対応するので、今でもリスクはゼロではありませんが、先ほど言ったように**一緒に現場を見てくれる医師がいる**ので、大きな問題はありません。

藤原　それと、明らかに暴力のリスクがある患者さんの場合、特に**夜勤で人が少ない時などは、無理に対応せずに、最低限のかかわりで興奮が落ち着くのを待ってよいという共通認識があります。**CVPPP（包括的暴力防止プログラム）の研修もあり、自分たちが被害を受けず、患者さんが加害者にならないように、患者さんの怒りに関する考え方も統一されてきています。

今井　また、スタッフの接遇の質も格段に上がったと思います。話し方がすごく丁寧なので、むやみに患者さんが興奮しなくなりましたね。

中島　医療観察法病棟から急性期病棟に同じ時期に異動してきた看護師が複数いたことも、よい影響があったと思います。藤原さんもそうなのですが、その人たちは医療観察法病棟で根気よく患者さんの話を聞いて歩み寄る姿勢が身についていた。僕らはそれを見て「すごいな」「急性期でこんなに丁寧に時間をかけていいんだ！」と思って、真似するようになりました。1人の方にかかわっている間、「ゆっくり対応していいんだよ」「他の患者さんは残りのスタッフでカバーするから」と教えてくれたのは、医療観察法病棟から来たスタッフなのです。

　先ほどスタッフの接遇が良くなったと今井先生が言ってくれましたが、それは**医療観察法病棟の頑張りが他の病棟に浸透して、それを僕らが吸収して行動した**

らうまくいったという、よい連鎖があったからだと思います。

藤原　他のスタッフがフォローしてくれると信じられるからできることで、その信頼関係がなければ、患者さんの話を聞いていても早く切り上げたくなると思います。

スタッフ同士、患者さんとスタッフとの間に「ありがとう」が増えた

中島　そのせいか、スタッフ間でも患者さんとも「ありがとう」が増えた感じがします。患者さんには「落ち着いて話してくれてありがとう」、看護師に対しても「助かったよ、ありがとう」と。**手技や工夫の前にコミュニケーションが大事であり、それによって拘束を減らせる**ということを実感したのが、現場にいる看護師なんだと思います。

柳瀬　手間ということについて僕がずっと思っていたのは、果たして拘束をして業務を回すのと、拘束をせずに患者さんの対応をするのと、どちらが大変だろうということです。病棟に勤務していた時を振り返ると、**拘束をしていた時のほうが大変でした**。モニタリング、皮膚剥離や褥瘡の管理、そして医師の指示のチェックなど、それだけで超勤になっていました。人によってどちらを大変と思うかは違うと思うのですが、拘束を外すことはマイナスではなく**患者さんにも自分たちにもプラスになる**ということを、病院全体で実感できるようになってきたと思います。

拘束を外してみないと、改善のアイデアは生まれない

中田　最後に、拘束をなくしたいとけれど難しいという人たちに向けて、一言ずつアドバイスをお願いします。

中島　拘束をなくすには、**拘束することによる大変さやリスクを意識すること**。それに尽きると思います。

藤原　「松沢病院は規模が大きいからできるんだ」と言う方もいると思うのですが、どのような規模の病院でも、**患者さんに対して敬意を持っ**

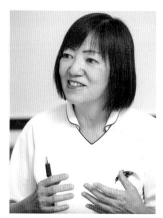

司会：中田信枝さん
　　　（精神科認定看護師）

175

てかかわると、患者さんは怒らないし、会話もうまくいく。そういう経験を重ねていくことで、拘束は減らせます。まずは皆で話し合って、自分たちの態度を振り返るところから進めていくといいと思います。

柳瀬　まずは拘束を外してみないと改善のアイデアは生まれないと思います。**拘束している間はスタッフも思考停止状態にあるので、拘束を外してみて初めて見えてくることは多い**です。それを実感してほしい。拘束の3原則である切迫性と非代替性と一時性、これを念頭に置いて「本当に必要か？」と考えていくと、斜め上からヒントやアイデアが降りてきます。

今井　**拘束を外すことによって、患者さんと医療者間の信頼関係が強まり、それが質の高い精神科医療への突破口になります。**視点の変え方ひとつで、減らせる拘束はたくさんあります。少しでも拘束を減らして、社会全体として患者さんにやさしい医療が実現できるようになればと思っています。

中田　ありがとうございました。

警察依頼で搬送されてきた、統合失調症の40代女性。意思疎通が困難で、落ち着きがなかった事例

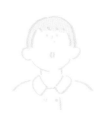

このようにかかわった

丁寧に内服を勧めると飲むことができ、興奮が治まった。それにより経静脈的鎮静や身体拘束などの強制治療を回避できた。

［患者さん紹介］M氏、40代、女性、統合失調症

［現病歴］他院で統合失調症と診断され入院加療を受け、2か月前に退院。その後服薬が不規則になった。裸足で外を歩き警察が保護。独語があり意思疎通が困難で、警察内で奇声をあげて踊り出し、部屋から飛び出そうとしたため警察官が静止すると激しく暴れた。警察より診察依頼があり、当院への緊急受診となった。

救急外来での様子

　Mさんは警察車両から待合室に向かう廊下の途中でしゃがみこんでしまった。そこで無理に歩いてもらうことはせず、車椅子に移乗してもらい、支持的対応で待合室に案内した。待合室でバイタルサイン測定の協力を求めるが、同意は得られず、看護師の手を叩くなどの行動があった。

身体拘束をしないための方策

付き添いながら様子を観察し、早めに医師に相談する

　医師が警察や家族から状況を確認している間、看護師は、Mさんのそばに付き添い様子を見守った。Mさんは奇声を上げ、突然車椅子からふらふらと立ち上がったり座ったりし、こちらの指示が耳に入らない様子で落ち着きがなかった。診察までの間、目を離すことができず、落ち着かない状況であることを医師に早めに報告した。

「話せば通じる」という意識で内服を勧める

　医師からリスペリドン内用液内服の指示があり、看護師は薬を準備し待合室でMさんのそばに寄り添った。Mさんに目線を合わせ、声のトーンを下げ、「少し落ち着かないようなので落ち着く薬を飲みましょうか」と声をかけると、内服してもらうことができた。その後は診察まで落ち着いて座ることができていた。診察時には医師との会話が成立するようになった。医師が本人の話を聞くと、今日は警察に連れてこられたと言い、自分がなぜ診察に至ったかは話せなかったが、興奮もなく、座ったまま医師の診察を受けていた。最終的に入院を勧めるとMさんはそれに応じ、医療者と一緒に病棟まで歩行し入院することができた。

▌担当看護師から一言

　当院の救急外来では、身体拘束は行わない方針である。以前は、興奮している場合には、医師が経静脈内注射や筋肉注射を選択するのが通例であった。それは興奮している人には話をしても通じない、それよりも素早く薬が入るほうが患者さんのためである、と考えていたからだ。また、状態が悪い患者さんは混乱時の治療のことは覚えていない、という間違った思い込みもあった。

　しかしそうした強制的な治療がいかに患者さんの自尊心を傷つけ、医療者に対するマイナスの感情につながり、関係性を阻害していたか。患者さんは状態が悪くても、その時に受けた強制的な治療行為のことを覚えているのである。

　私たちは救急外来で「身体拘束は行わない」ことを基本方針に掲げて以降、経口内服の鎮静用薬剤の救急外来常備に向けたプロジェクトチームを立ち上げ、使用基準や管理方法等についてマニュアルを作成した。これにより、鎮静方法は静脈内注射だけでなく、内服も選べるようになり、患者さんの状況に合わせた対応ができるようになった。

　今回の症例でも、診察前に興奮している状態を看護師がアセスメントし、医師の指示により鎮静剤の内服指示が出た。丁寧に内服を勧めると、Mさんは自ら飲んでくれたので、興奮が落ち着いた状態で医師が診察することができた。さらに、入院についても納得し、自分で歩いて入院することが可能となった。最大限に患者さんの自律性を尊重する対応によって、経静脈的鎮静や身体拘束を回避することができた。救急外来で拘束をしないですめば、病棟においても拘束に伴うさまざまなトラブルやジレンマを減らすことができる。

（杉田礼子・看護師）

統合失調症の50代女性。緊急措置入院で、点滴が入ったまま保護室へ。目覚めた時に**点滴台でケガ**をするリスクがあった事例

このようにかかわった

点滴台を使わなければ、身体拘束をせずにすむという発想で、**点滴バッグを壁に直接貼り付けて**治療した。

［患者紹介］N氏、50代、女性、統合失調症
［現病歴］20代で発症し、数回入退院を繰り返している。怠薬により幻覚妄想状態となり、大声を出し家の窓から物を投げる行為があり、警察に保護され救急外来受診となった。会話は成立せず、「神のお告げが……」と繰り返していた。医師が粘り強く話をしたが、入院の同意は得られず、激しく抵抗したため、やむなく緊急措置入院となり、鎮静をかけてから救急病棟の保護室への入院となった。

入院時の状況

　入院前は飲まず食わずで過ごしていたようで、入院時の採血で軽度の脱水があったため、補正の必要性から点滴が開始となった。救急外来から救急病棟への移動では、鎮静薬が入っていたため体動はほとんどなかった。しかし、このままでは保護室内で目を覚ました時に、点滴台による事故が起こる危険があると予測された。
患者さんが目を覚ました時に、写真1のように点滴台に手をかけるなどすれば点滴台が倒れて負傷するリスクがある。興奮して点滴台を振り回すなどの行為に及べばさらに危険である。
　こうしたことを避けようとすれば、身体拘束をせざるを得なくなるが、当院は身体拘束をしない方針である。患者さんが保護室で目を覚ました時、「知らないうちに身体拘束をされていた」という状況はつくりたくない。であれば、何か別の策を考える必要があった。

身体拘束しないための方策

危険となる点滴台を使わない

そこでカンファレンスで検討した結果、写真2のように点滴台を使用せずに点滴バッグを壁に直接テープで貼り付けるという方法が提案された。

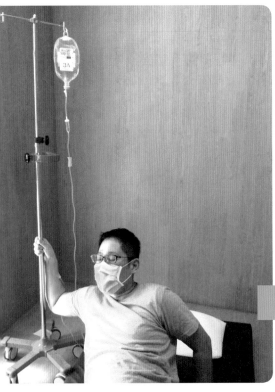

写真1
点滴台を使用すると、身体を起こす時に手をかけて倒れ、ケガをする心配がある（現実には、点滴台が必要な時はベッドを使用することが多い。ただベッドを使用すると、ルート抜去リスク以外にベッドからの転落リスクも加わるため、さらに身体拘束を考えねばならない状況となる）。

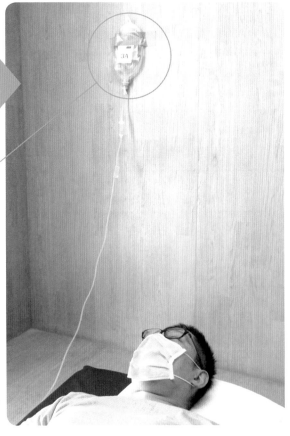

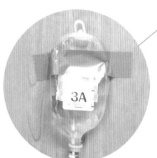

壁に貼り付けた点滴バッグ。

写真2
点滴バッグを壁に直接ガムテープで貼り、固定した。

目覚めに気づき、看護師が声をかけて事故を防ぐ

患者さんが目を覚ました時は看護師が必ず気づけるよう注意を払い、保護室に出向いて声かけや見守りを強化した。それにより身体拘束なしでもルートトラブルなく点滴を終了することができた。

結果

その後は脱水が改善され、意識状態も回復した。内服拒否があったが、医師と看護師が丁寧に説明を繰り返し、内服できるようになった。幻覚妄想状態は改善し、他害リスクがなくなった3日後に、保護室から一般床へ転室した。

このケースのポイント

リスクゼロを目指さない。ゼロを目指すと拘束せざるを得なくなる

入院を拒否し、救急外来から鎮静をされて入院した場合、患者さんの覚醒後の行動は予測できないことが多い。点滴ルートを自己抜去したり点滴台を倒してケガをするかもしれないと考え、以前は身体拘束を行うことが患者さんの安全を守ることだと考えていた。

しかし、鎮静から覚醒した時にいつの間にか身体拘束をされていた、となると、医療者への不信感は増大する。患者－医療者関係はマイナスからのスタートとなり、以降の治療に絶対的な悪影響がある。

身体拘束をしないためにどうしたらいいのかを考えた時、点滴台を使用せず点滴バッグを直接壁に貼る案が出された。もちろん壁に貼った点滴バッグを患者さんが引っ張り床に落ちた場合、ルート内に逆血するリスクなどは残る。しかし倒れた点滴台が患者さんにぶつかるよりは被害が小さい。そう考えてこの案を実践した。

30分おきに観察。動きがあれば駆けつけ、声をかけることで事故を防ぐ

保護室入室中、看護師は30分おきの観察とモニターでの常時観察を行っている。少しでも患者さんに動きがあれば、すぐに部屋へ駆けつけ、声をかけることで、点滴を自己抜去しても大きな事故につながるのを防ぐことができた。

最小限の時間で点滴を終了できるようにする

体動が激しく自己抜去リスクが高い場合には、日勤など看護師数が多い時間帯

に、最小限の時間で点滴が終了するよう、滴下数を調整する（もちろん心機能・腎機能などを評価したうえで）。短時間であれば、看護師の手と目で身体拘束を代替することは可能である。

担当看護師から一言

　　点滴バッグを壁に貼るというアイディアは、当初はうまくいくか不安だったが、実際に実施してみると思いのほかうまくいった。壁にガムテープや養生テープで点滴バッグを直接貼り付けた状態は、見た目にはあまり医療的ではないが、そんな工夫ひとつで患者さんに身体拘束という苦痛を与えずに治療できるのであれば、そちらを優先したい。

　なお、身体拘束をしていないので、いつ点滴を抜去されるかわからないという意識が看護師にあり、そのため以前よりも患者さんの動きに目を配るようになった。

　身体拘束をしていた時は患者さんから「これ、取ってよ～」「いつになったら取ってくれるの～」と訴えられることが多かった。そうした時、看護師は患者さんを納得させられる返答ができないことが多く、やるせない思いをしていた。この取り組みによって、患者さんが受ける苦痛が減っただけでなく、患者－看護師関係の構築にもプラスとなった。

（中田信枝・精神科認定看護師）

事例 15

双極性感情障害の40代女性。
躁状態で暴言・暴力があり、
保護室に隔離。
激しく拒薬している事例

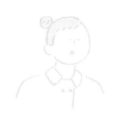

このようにかかわった

朝薬・夕薬を、**職員数を多く確保できる時間帯**に変更。
確実な内服で、早期に急性期状態を脱することを
目指した。

〔患者紹介〕O氏、40代、女性、双極性感情障害
〔現病歴〕交際相手とトラブルとなり110番通報され警察に保護された。警察署
内でも暴言・暴力が続き、躁状態が続くため、医療保護入院となった。

入院中の経過

　入院時、拒絶が強く不穏・興奮状態であったため、経静脈内注射による鎮静が
行われ保護室への隔離となった。入院後も躁状態による不穏・興奮状態が続き、
保護室内のリネンや飲水ボトルなどの破壊が繰り返され、そのつど複数の職員を
集めた対応が必要であった。保護室から飛び出す行為や、職員への暴力もたびた
びあった。薬は、一部のもの以外は一切口にしなかった。

　入院後1週間以上が経過したが、状況は変わらず躁状態が続いていた。保護
室内では衣類、リネンをトイレに詰め、その上から排泄し、常に全裸で過ごすな
どの逸脱行為が続いた。暴力などの逸脱行為をする頻度は、朝食後薬時と夕食後
薬時に集中していたが、その時間はちょうど職員数が少ない時間帯であるため対
応は困難を極めた。

　そこで治療計画を立て直すためにケースカンファレンスを実施した。

　新たな方針は次のように決まった。①できる限りOさんの意向に沿った処方
に切り替える。②服薬時間を職員数に余裕がある時間にずらし、確実な与薬を目
指す。

身体拘束をしないための方策

暴力があっても身体拘束という選択肢を選ばない

　暴力、器物損壊などの逸脱行動をする患者さんの場合、過去には身体拘束を実施することが多かった。しかしそれをすると、患者さん自らが治療へ参加する意欲を阻害すると同時に、職員に対する陰性感情は増大し、患者－医療者の信頼関係が失われ、治療経過は長期化することが多い。そのためいかなる状態であっても身体拘束をしない急性期治療を日々実践していた。

　身体拘束を減らすには、ケースカンファレンスを行う際、「身体拘束の選択」という思考から離れ、どうしたら身体拘束をせずに対応ができるかを検討し続けることが必要である。

職員総出で保護室へ行き服薬を促す

　服薬を促す時間は、複数対応で粘り強くかかわれるよう、日勤帯の 10 時と 16 時に変更した。本人の意向を汲んだ薬剤へ変更したが、それでも服薬への拒絶は強く、主治医を含めた職員ほぼ全員で保護室を訪れ、○さんに内服か筋肉内注射かの希望を聞いた。当初は内服、筋肉内注射のどちらも拒否し、複数の職員で徒手拘束し筋肉内注射することを繰り返した。その結果、1 日 2 回、確実に薬剤が投与されることとなり、徐々に落ち着きを取り戻した。

拒薬の理由を知り、本人の希望に近づける

　今回のケースのように拒薬のために精神症状が増悪している場合、本人がなぜ精神薬を拒むのかの情報収集とアセスメントが重要である。このケースの場合は、子どもを授かることを諦められなかったことと、副作用で太ることへの抵抗感があったことがわかった。そこで○さんの希望を考慮し、医師が薬剤をできる限り調整した。

本人へ協力を求める説明を続ける

　複数の職員が対応できる時間帯に内服時間を変更し、丁寧な対応をするよう試みた。○さんに服薬を拒否されても、医療者側は「治療に必要な最低限の薬剤であること」「○さん自身の意向をできる限り考慮した薬剤であること」を説明し続けた。どうしても協力が得られない時は、徒手拘束したうえでの筋肉内注射となってしまうが、このような時も、次回は○さん自身が治療を選択し、協力してもらえるように説明を続けることが、患者さんとの信頼関係を築く第一歩とな

る。

　治療が進むと患者さんの状態は安定する。ほとんどの場合入院1〜2週間以内に拒薬はなくなり、従来の時間での内服が可能となる。

結果

　時間の経過とともに徐々に自ら内服を選択できることが多くなり、2週間後には完全に内服に切り替えることができた。そこで日勤帯では隔離を解除し、ホールで過ごす時間も増えた。

担当看護師から一言

全員で取り組む姿勢により受け持ち看護師の負担が軽減された

　看護師が暴力を受けるリスクを最小にするため、10時と16時に与薬のために保護室へ入室する際は、事前に病棟アナウンスがされ、職員を招集した。アナウンスが流れると職員は自分の業務を一時中断し、医師を含め総出で保護室に向かった。この瞬間は、病棟全体で暴力の問題に取り組んでいるという一体感が高まった。受け持ち看護師としても、1人でこの大変な事例をかかえているのではないという安心感が得られ、負担感の軽減と心強さを感じることができた。

対処法の引き出しを多く持つこと

　処遇が困難な患者への説得や交渉は、主治医やベテラン看護師が行うことが多い。後輩たちはその場に居ながら、そうした時の言葉選びや雰囲気を見ている。時に説得が成功し、患者さんが薬を服用できた時の喜びは計り知れない。失敗した場合もそこからの学びがある。医療者には、対処法の引き出しを多く持つことが求められる。

身体拘束をなくすために、職員は暴力を受けてはいけない

　職員が暴力を受けなければ、患者さんは身体拘束という不利益を受けることを回避できる。その意味でも、職員は暴力を受けてはいけない。その意識をもって、病棟全体でできる工夫をし、手を尽くす必要がある。

（鈴木逸平・看護師）

身体拘束最小化が
もたらしたもの

三浦紀子（前看護部長）

　ここまで、松沢病院における行動制限最小化の1つの取り組みである「身体拘束最小化」について、複数の医師・看護師が、それぞれの立場でかかわった経緯や考えを述べてきた。今に至るまでの道程は決して平坦ではなく、松沢病院で働く職員全員が、大きな渦の中でもがき苦しみながら出口を探し、知恵を絞り、力を合わせて出してきた結果である。そのプロセスや現場の職員の偽らざる言葉は、本編に綴られている通りである。

　2012年から本格的に始動した「身体拘束に頼らない精神科医療」は、私たちに何をもたらしたのか。看護部門の最終責任者である看護部長として本書を総括する。

身体拘束最小化への取り組みが、
医療者をも救った

　私が看護部長として松沢病院に赴任したのは2017年4月。既に身体拘束最小化への取り組みは進んでおり現場に定着してきていた。35年以上前に松沢病院で実習をした学生時代の記憶しかない私は、大改築により近代的なビルに生まれ変わった病院環境だけでなく、看護師の仕事ぶりの変貌に驚いた。

　ある看護師が、患者さんの傍らに腰を下ろして傾聴し、「話してくれて、ありがとうございます」と謝辞を述べていた。それは患者さんの意向を大切にして意思決定を支援する、患者さんを中心にした看護であった。聞けば、希死念慮・他害念慮が強く強制的な受診に至ったが、外来医師の粘り強い説明とかかわりにより鎮静・拘束はしないで医療保護入院となり、保護室での隔離処遇を経た患者さんへのケア場面であった。

　この場面だけを切り取ると一見当たり前の看護場面に思われると思う。しかしそれまでの松沢病院を知る人にこの経緯を話したところ、「信じられない」と絶

句された。本書の座談会でも語られたように、2012年より以前であれば、患者さんが救急外来にて希死念慮・他害念慮が強く強制的な受診だった場合、鎮静をかけて、病棟で拘束をするというのが一連の流れであったからである。そのようなあり方がどのような経緯により一変したのかも、座談会では語られている。

患者さんと医療者の出会いの最初の場面で「身体拘束」がなされるというのは、その後の医療不信にもつながり、患者さんと医療者双方にとっていかに不幸なことであったか、と今さらながらに思う。松沢病院の身体拘束最小化への取り組みは、患者さんの尊厳だけでなく、医療者の尊厳をも回復することであったと私は考えている。

患者さんを中心としたチーム医療が実現した

かつて、日本の多くの病院は医師を頂点にしたパターナリズムで成り立っており、患者さんは病名すら告げられずに一方的に治療を受ける存在であった。しかし、今の松沢病院ではそれは通用しない。「患者さんのためにどうあることが一番良いのか」という軸のもとに、多種多様な職種が話し合い、仕事を進めている。職員がお互いの職種・仕事を理解・尊敬して信頼し合いチームを組まなければ、患者さんを全人的に支援することはできない。身体拘束最小化に取り組むようになり「コミュニケーションの量が圧倒的に増えた」という声が現場から聞かれている。

チーム医療という言葉は、今では当たり前のようにどこの病院でも使っているが、実際は、仕事の押しつけ合いや責任の所在をあやふやにするために使われる場合も多い。しかし、松沢病院での身体拘束最小化に向けての多職種での取り組みは、きれいごとではない本当の意味でのチーム医療を臨床現場に実現させてくれた。

職員個々の心の中にある、差別と偏見に向き合うきっかけとなった

本編でも院長の言葉として触れているが、「身体拘束をしない」ことを実現させていく時の壁の1つは、私たち人間の心の中にある、精神疾患患者へのスティグマである。ラルフ・ワルド・エマーソンは「恐怖は常に無知から生じる」と述べている。人間は本能的に、知らないことや予測不可能なことに対して、警

鐘の意味で恐怖のサインを感じ、その対象を排除する考えに傾く。これが、差別や偏見そして隔離や拘束につながっていく。

　また、病院でチーム活動をしていると多数決の原理が働く場合が多いが、多数意見が必ずしも正しいとは限らない。なぜならば、恐れが人間の本能から来ているのであれば、何かのきっかけでその本能が台頭し、チームの総意として隔離・拘束に傾いてしまう危険性があるからだ。したがって、医療者である私たちは、自分たちの心の中に最も打破し難い最大の拘束具（恐怖と排除したい思い）があることを自覚して、常に自分を戒め、成熟した人間になる努力を続けることが必要なのであろう。

看護管理者が最終責任を負う覚悟をもたなければ現場の看護師は安心してチャレンジができない

　「身体拘束をしない」という確固たる方針のもと、組織として複数の仕組みづくりや仕掛けをしてきたが、一番重要なファクターは、臨床の第一線にいる現場職員であったと思う。人材は、病院組織にとって一番大切で伸びしろのある資源である。

　最初は、「身体拘束をしない」病院方針という強力な外発的動機づけから始まった動きであった。それが、小さな成功体験を積み重ねながら、徐々に職員1人1人の内発的動機づけに変換されていった。皆が同じベクトルを持つようになり、いつしか病院全体を牽引する大きな力となった。

　松沢病院に見学や研修にこられる看護管理者の方から、「うちでも身体拘束を減らしたいけれど、なかなかみんな実践できないんですよね」と言われることがあるが、そのたびにとても違和感を覚えている。「管理者は身体拘束を減らしたいけれど、現場ができないと言うから」というのは管理者の責任放棄とも言える。

　看護管理者は、患者さんに提供された看護ケアの経過、結果、看護ケア提供体制に対して最終責任を負う。その職責からすれば、看護管理者は不確実な疑問や不安で信念が揺らいではならないし、ましてやうまくいかないことを職員のせいにしてはならない。身体拘束に限らず、看護管理者が最終責任を負う覚悟をもたなければ、現場の看護師は安心してチャレンジすることができないし、信頼してついていくこともできない。職員に任を課す時は、看護管理者は、それ以上の厳しい責を自らに課す必要がある。

呉秀三からの課題の
解を探して

　近年、第4次産業革命によりIoTやAIなどが普及し、医療界も大きな変換期を迎えている。今後は看護師の仕事も整理されていくだろう。しかし、時代がどう変わろうと、看護師は、看護師以上でもそれ以下でもない。専門職であるという旗を振りかざして患者さんと対峙したり、患者さんに触れることもせずデータだけで看護計画を立案・評価するようなことがあってはならない。看護師は、患者さんの横にそっと並び、患者さんのその先の人生の目標を共に考え、健康問題をかかえていたとしてもその人らしく生きていく支援をしていく。

　精神科や一般診療科にかかわらず、世の中の病院がそんな看護師でいっぱいになったら、呉秀三の時代から続いている課題の解は見つかるのかもしれない。

齋藤正彦
はじめに /
取り組み裏話①

尾根田真由美
3章 事例3 / column5 /
取り組み裏話①

木田ゆかり
column1

佐伯昌彦
2章 方法14・15

犬尾英里子
column7

小島静江
3章 事例1

西　宏隆
3章 事例4

堀口法子
3章 事例7 / 取り組み裏話②

菊地ひろみ
取り組み裏話②

下山朋洋
取り組み裏話③

横溝友明
3章 事例9

藤原雅司
取り組み裏話④

柳瀬太郎
取り組み裏話④

鈴木逸平
3章 事例15

中田信枝
1章 / 2章 方法1～13・16～25 /
3章 事例6・11・14 / column9 /
取り組み裏話①～④（司会）

須田国男
取り組み裏話①

今井淳司
column2・4・6 / 取り組み裏話④

大場直樹
column3

井藤佳恵
column8 / 取り組み裏話③

曽野　恵
3章 事例2

新里和弘
取り組み裏話②

土屋華代
3章 事例5・10 / 取り組み裏話②

久保正恵
取り組み裏話③

小野寺礼子
3章 事例8 / 取り組み裏話③

渡邉飛鳥
3章 事例12

中島健児
取り組み裏話④

杉田礼子
3章 事例13

三浦紀子
おわりに

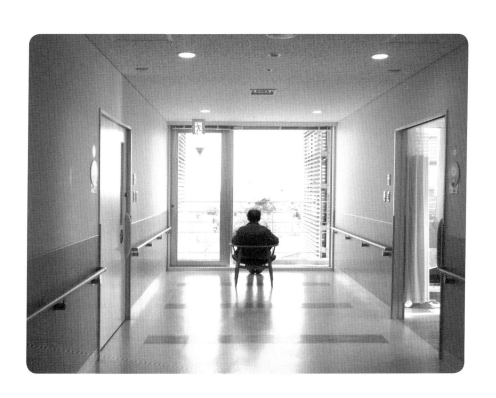